青光眼诊断图谱

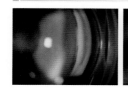
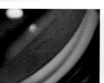
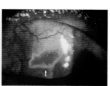

主　编　唐　炘
副主编　孙　霞　王　华

编　者（按姓氏笔画排序）

王　华　王　军　王　涛　王怀洲　冯　波　乔春艳
孙　霞　李建军　李栋军　李树宁　张　烨　陈　虹
陈　琳　贾红艳　唐　炘　梁　静

人民卫生出版社

图书在版编目（CIP）数据

青光眼诊断图谱/唐炘主编.—北京：人民卫生出版社，
2014

ISBN 978-7-117-18967-5

Ⅰ.①青…　Ⅱ.①唐…　Ⅲ.①青光眼-诊断-图谱

Ⅳ.①R775.1-64

中国版本图书馆 CIP 数据核字（2014）第 086662 号

人卫社官网	www.pmph.com	出版物查询，在线购书
人卫医学网	www.ipmph.com	医学考试辅导，医学数据库服务，医学教育资源，大众健康资讯

青光眼诊断图谱

主　　编：唐　炘
出版发行：人民卫生出版社（中继线 010-59780011）
地　　址：北京市朝阳区潘家园南里 19 号
邮　　编：100021
E - mail：pmph @ pmph.com
购书热线：010-59787592　010-59787584　010-65264830
印　　刷：北京顶佳世纪印刷有限公司
经　　销：新华书店
开　　本：787×1092　1/16　　印张：18
字　　数：438 千字
版　　次：2014 年 7 月第 1 版　2014 年 7 月第 1 版第 1 次印刷
标准书号：ISBN 978-7-117-18967-5/R·18968
定　　价：118.00 元

打击盗版举报电话：010-59787491　E -mail：WQ @ pmph.com
（凡属印装质量问题请与本社市场营销中心联系退换）

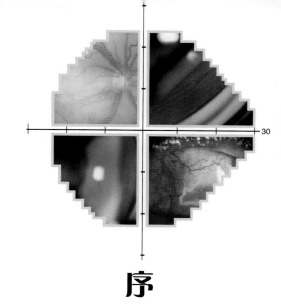

序

　　《青光眼诊断图谱》一书的出版是唐炘主任和她的团队多年辛勤工作的结晶。他们用辛勤的劳动和智慧为眼科界奉献了一份让我们永记和礼赞的硕果。

　　收获的喜悦和同行分享时快乐与喜悦的放大，上千幅珍贵的图片，记录了每个患者的故事，记录了医生和患者的故事。在这里不仅感谢我们的作者更要感谢我们的患者。

　　图谱的编辑是耗时耗力耗心的工作，当我们翻看这本书的时候，都会看到书里书外的作者，你们将会成为永恒的老师，讲述着青光眼的故事。

　　和唐炘主任共事十余年，非常欣赏她工作的风格，细心、周密、严谨、有计划，正是这种风格给她提供了完成这部书的机会和条件。同仁医院眼科有着我国最丰富的患者资源，愿更多的主任们能出版更多优秀书籍奉献同行，造福患者。

　　我谨代表全国眼科医生和同道向你们表示祝贺和感谢，感谢你们的团队，感谢你们的家人，感谢所有参加过这次工作的人员。

首都医科大学附属同仁医院副院长
北京市眼科研究所所长
北京同仁眼科中心主任
北京眼科学院院长
世界卫生组织中国防盲合作中心主任

王宁利
2013 年 11 月

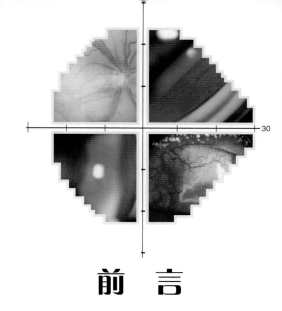

前　言

在眼部疾病谱中,青光眼是一类复杂、顽固、善变的疾病。所谓"复杂",是因为青光眼不是一个单一的病种,而是一组形形色色、千奇百怪的疾病,只是因其终末阶段相似(青光眼性视神经病变)而被归纳在一起。所谓"顽固",是指在医学领域技术进步日新月异的今天,仍无根除青光眼的有效方法,哪怕是维持时间较长的方法。所谓"善变",是指青光眼治疗过程中并发症的发生率远远高于眼科领域的其他疾病,尤其是抗青光眼的经典手术——小梁切除术后,睫状体脉络膜脱离、睫状环阻滞性青光眼、结膜切口渗漏等并发症的发生层出不穷。青光眼诊治过程中充满了艰辛与无奈,其中滋味相信很多眼科同道感同身受。

作为国内历史最为悠久的眼科中心之一,同仁眼科在近130年的发展历程中,诊治了大量的青光眼患者,积累了丰富的诊断与治疗经验。我们对于治疗方法、手术设计的革新已在第一版和第二版《青光眼治疗学》中得到了具体的体现。同时我们深知,作出正确的诊断是制订恰当治疗方案的基石。我们在临床工作中发现大量青光眼误诊、漏诊病例,其中重要原因是与中国人眼病的独特性有关,例如剥脱综合征、色素性青光眼、虹膜角膜内皮综合征、Fuchs综合征等,这些眼病在教科书上的描述多来源于欧美眼科专著,与中国患者的临床表现有些许差异。因此多年来我们一直酝酿编写一部图文并茂、体现中国人眼病特征的诊断图谱,以帮助各级、各地的眼科医生掌握各类青光眼的典型临床表现和鉴别诊断要点,减少或避免疑难青光眼的误诊,以便广大的青光眼患者能够尽早得到正确的诊断和治疗,降低这一眼部顽疾的致盲率。

在本书的编写过程中,冯波、陈琳等医师参与了繁重的拍摄工作,王宁利、徐亮、魏文斌、卢海等教授以及杨文利、周丹、陶建华等医师给予了大力支持,对此我们表示由衷地感谢! 我们更要感谢此书收录的青光眼患者们,你们是我们在青光眼领域不断探索、不懈努力的动力,你们是我们永远的老师!

由于我们是第一次编写图谱类书籍,缺乏此类图书的编写经验;加之我们的摄影技术无法与专业人员比肩,又缺乏完善的医学摄影设备,所以在本书出版之际仍旧留下了很多遗憾,例如部分照片中留有检查者的指纹反光,角膜水肿或浅前房时房角图像不清晰,某些细微病变(如尘状 KP)不能完全呈现以及婴幼儿患者的图片质量欠佳等。同时由于临床工作十分繁重,编写工作均在业余时间积少成多地完成,也难免存在疏漏之处,恳请各位同道谅解并欢迎批评指正。希望这部图谱成为广大眼科同道的良师益友。

唐 炘

2013 年 11 月 18 日

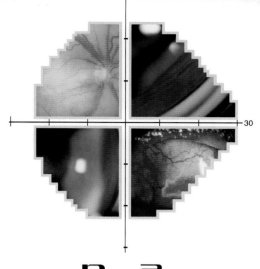

目　录

第一章 原发性开角型青光眼

原发性开角型青光眼（primary open angle glaucoma，POAG）是由于病理性眼压升高导致特征性视神经损害和视野缺损的一种眼病。眼压升高时房角是开放的，眼压升高主要是小梁网房水排出阻力增加所致。发病年龄介于3～30岁者归属为青少年型青光眼。

【临床表现】

1. 症状：双眼隐匿发病，进展缓慢，故不易察觉，尤其是在疾病早期。仅少数患者在眼压升高时有眼胀、虹视和视物模糊，大多数患者无任何症状。青少年型青光眼可表现为近视度数进展较快。

2. 眼压升高：眼压升高是本病最主要危险因素。眼压波动幅度增大，可出现在眼压升高之前，故24小时眼压监测对早期诊断很有意义。

3. 前房和前房角：前房深度正常，前房角开放，无周边虹膜前粘连，小梁网无异常色素沉积（图1-1～2）。

4. 眼底改变：视盘特征性损害及相应的局限性或弥漫性视网膜神经纤维层缺损（RNFLD）。视盘损害主要表现为盘沿变窄、切迹，尤其是出现在上方和下方；视盘凹陷进行性扩大、加深，视盘浅层线状出血，双眼视盘凹陷不对称等（图1-3～12）。眼底改变可发生在视野改变之前。

5. 视野改变：是诊断、评估病情和随访的重要指标。青光眼性视野缺损包括旁中心暗点、鼻侧阶梯、弓形暗点、环形暗点及晚期的管状视野和颞侧视岛等。

【诊断要点】 ①眼压≥21mmHg；②具有青光眼性视盘损害和/或RNFLD；③具有青光眼性视野缺损；④前房角开放。具有以上4项者，以及具有①+②+④或①+③+④项者，且除外其他继发性开角型青光眼后才能诊断。饮水试验阳性不作为诊断依据。若具有②+③+④项，但多次24小时眼压监测均<21mmHg，角膜厚度正常，且除外其他类似视神经损害和视野缺损的疾病后，可诊断为正常眼压性青光眼。

【鉴别诊断】

1. 继发性开角型青光眼：如剥脱综合征继发开角型青光眼、色素性青光眼、房角后退性青光眼、虹膜睫状体炎继发开角型青光眼、青光眼睫状体炎综合征、糖皮质激素性青光眼、表层巩膜静脉压升高继发青光眼、新生血管性青光眼开角青光眼期、虹膜角膜内皮综合征（ICE综合征）、Schwartz综合征等。通过详细询问病史和细致的眼部检查，尤其是前房角镜检查可加以鉴别,详见相关章节。

2. 高眼压症:眼压≥21mmHg,无青光眼性视神经及视野损害,可诊断高眼压症。由于眼压升高是 POAG 的高危因素,所以仍需定期随访。

3. 生理性大视杯:杯盘比(C/D)较大,但盘沿形态及视网膜神经纤维层正常,无青光眼性视野损害。生理性大视杯多数双眼对称,且眼压正常。随访观察数年,C/D 没有进行性扩大,盘沿和视网膜神经纤维层及视野均正常。一级亲属中眼底 C/D 可有类似的表现(图 1-13)。

4. 前部缺血性视神经病变:急性期表现为中心视力突然下降、视盘水肿,其后逐渐转变为视盘苍白或节段性苍白,有时可见盘沿局限缺损,但视盘苍白区范围较盘沿缺损区大(图 1-14)。

5. 视神经压迫性损害:如垂体瘤、颅咽管瘤等颅脑疾病可导致视盘异常和视神经萎缩(图 1-15),需与正常眼压性青光眼鉴别。前者的视野损害往往呈双眼象限性或偏盲性缺损,通过详细询问病史、眼压检查、视野检查、头颅 CT、MRI 等影像学检查可以诊断。

6. 先天性视神经发育异常:需与正常眼压性青光眼鉴别,如视盘发育不良(图 1-16)、视盘小凹(图 1-17)、先天性视神经萎缩(图 1-18)等。这些病变各自有其独特的临床表现,可同时合并其他发育异常,多自幼视力不佳,重要的是,随诊观察盘沿及视网膜神经纤维层形态稳定不变,而青光眼视神经损害如不治疗则呈进行性进展。

(乔春艳)

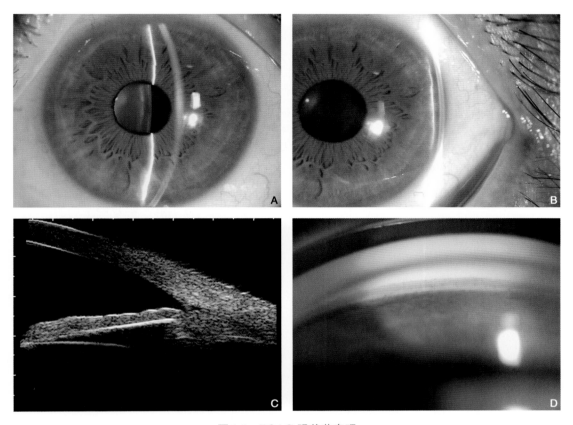

图 1-1　POAG 眼前节表现

A:中央前房深度正常；

B:周边前房深度大于 1CT；

C:UBM 显示虹膜平坦,房角开放；

D:房角镜下房角开放,与正常房角并无差异。

* POAG 双眼具有相同的眼前节结构

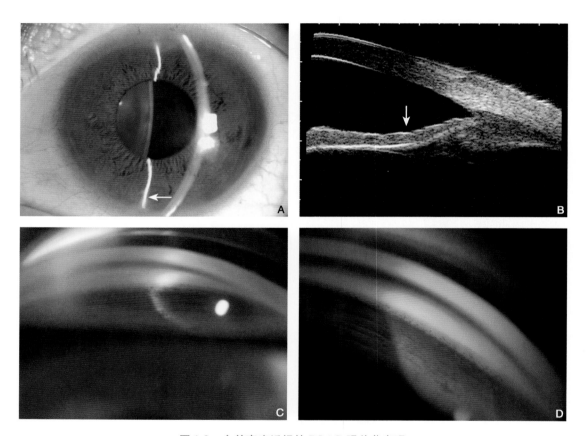

图 1-2 合并高度近视的 POAG 眼前节表现

A：前房深，中周部虹膜后凹（箭头处）；

B：UBM 显示中周部虹膜后凹（箭头处），虹膜与晶状体接触面积增大，房角开放；

C、D：房角镜下房角开放，中周部虹膜后凹，房角色素 2 级。

* POAG 双眼具有相同的眼前节结构

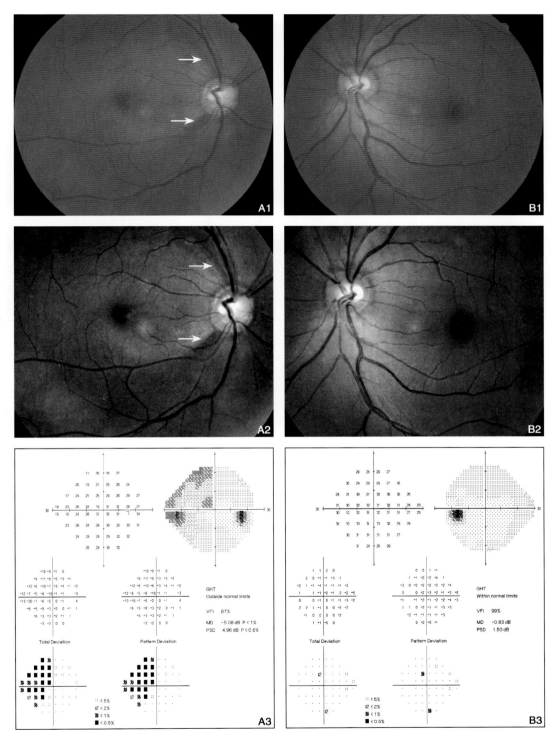

图 1-3 POAG 视神经损害与视野缺损

A1:右眼上、下方盘沿稍窄,相应处 RNFLD(箭头处);A2:无赤光眼底照相显示右眼上、下方 RNFLD(箭头处);A3:右眼视野显示鼻侧阶梯状暗点;B1:左眼盘沿形态正常,未见 RNFLD;B2:无赤光眼底照相显示左眼未见 RNFLD;B3:左眼视野正常

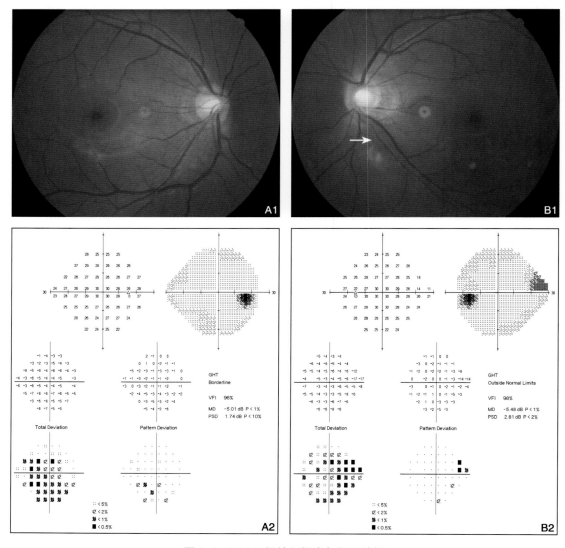

图 1-4 POAG 视神经损害与视野缺损

A1:右眼盘沿形态正常,未见 RNFLD;

A2:右眼临界视野,下方可疑暗点;

B1:左眼下方盘沿变窄,相应处 RNFLD(箭头处);

B2:左眼视野显示上方鼻侧阶梯状暗点

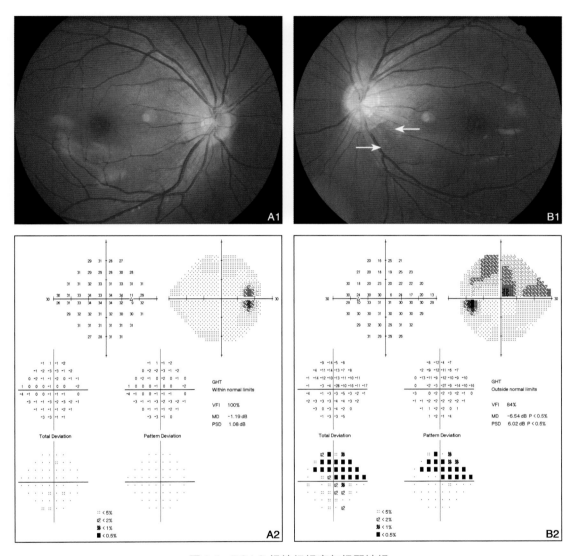

图 1-5　POAG 视神经损害与视野缺损

A1：右眼盘沿形态正常，未见 RNFLD；

A2：右眼视野正常；

B1：左眼下方盘沿变窄，相应处 RNFLD（箭头处）；

B2：左眼视野显示上方弓形暗点侵及中心区

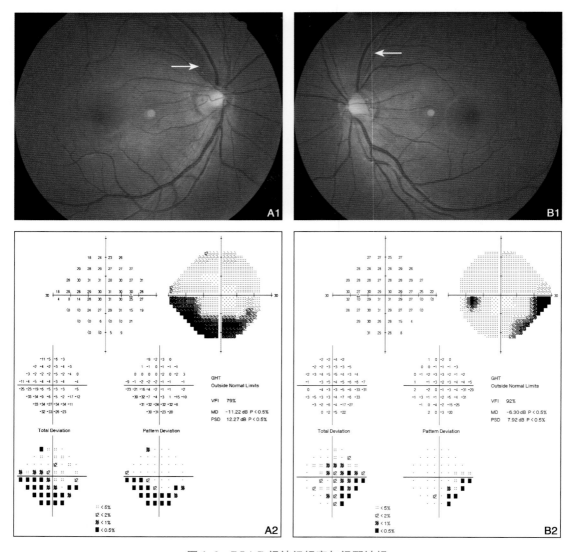

图 1-6　POAG 视神经损害与视野缺损

A1：右眼盘沿形态正常，但上方可见 RNFLD（箭头处）；

A2：右眼视野显示下方弓形暗点；

B1：左眼颞上方盘沿稍窄，相应处 RNFLD（箭头处）；

B2：左眼视野显示下方鼻侧阶梯样暗点

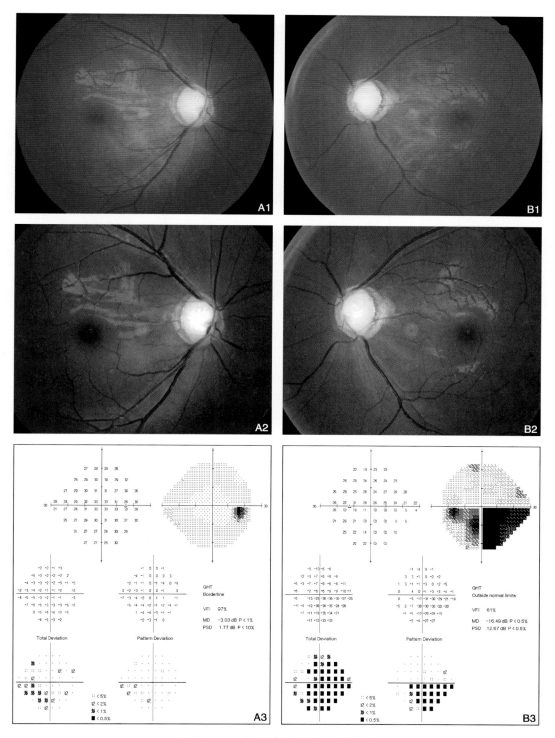

图 1-7 POAG 视神经损害与视野缺损

A1：右眼上、下方盘沿明显变窄，相应处 RNFLD；A2：无赤光眼底照相显示右眼上、下方 RNFLD；A3：右眼临界视野，下方可疑暗点；B1：左眼上、下方、颞侧盘沿明显变窄，相应处 RNFLD；B2：无赤光眼底照相显示左眼上、下方、颞侧 RNFLD；B3：视野显示左眼下方弓形暗点，上方鼻侧可疑暗点

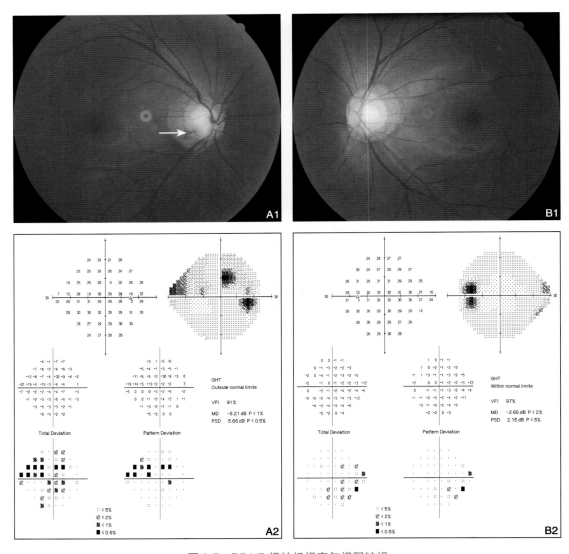

图 1-8   POAG 视神经损害与视野缺损

A1：右眼下方盘沿明显变窄，相应处 RNFLD，颞下方盘沿出血（箭头处）；

A2：视野显示右眼上方鼻侧阶梯状暗点及旁中心暗点；

B1：左眼下方盘沿稍窄，相应处 RNFLD，颞上方 RNFL 变薄；

B2：左眼视野正常

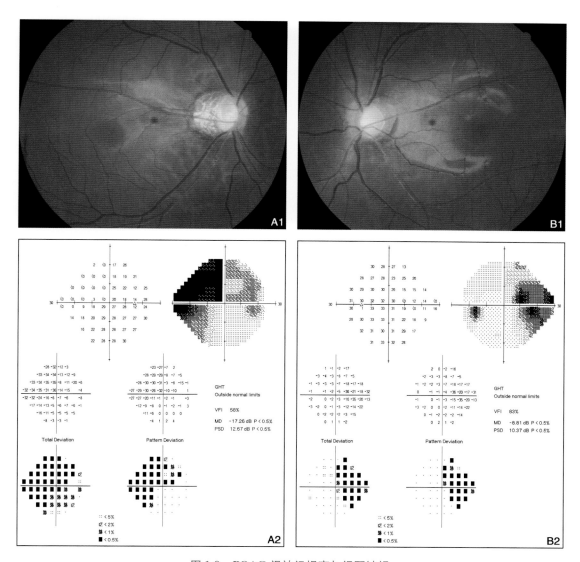

图 1-9　POAG 视神经损害与视野缺损

A1、B1：双眼上、下方盘沿均变窄，相应处 RNFLD；

A2：右眼视野显示上方弓形暗点侵及中心区，下方鼻侧阶梯状暗点；

B2：左眼视野显示鼻侧阶梯状暗点

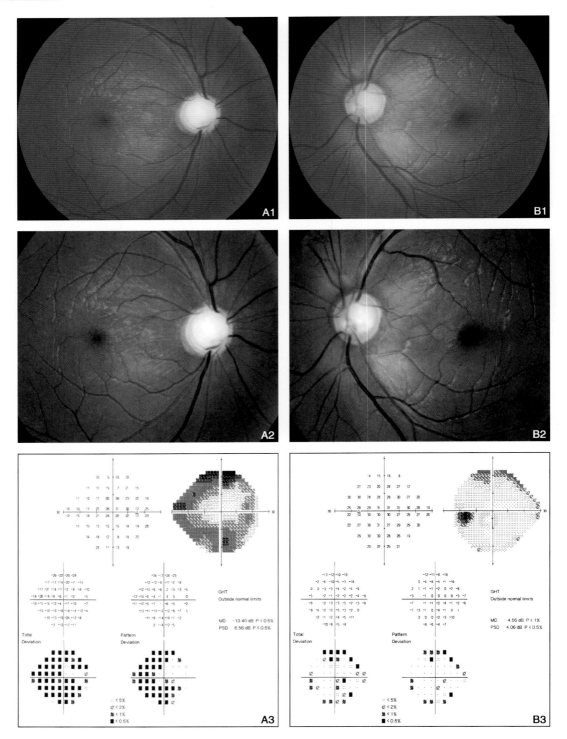

图 1-10　POAG 视神经损害与视野缺损

A1：右眼各象限盘沿均明显丢失，视杯呈同心圆形扩大，弥漫性 RNFLD；A2：无赤光眼底照相显示右眼弥漫性 RNFLD；A3：视野显示右眼环形暗点；B1：左眼上、下方盘沿稍窄，相应处 RNFLD；B2：无赤光眼底照相显示左眼上、下方 RNFLD；B3：视野显示左眼上方、下方近似弓形暗点

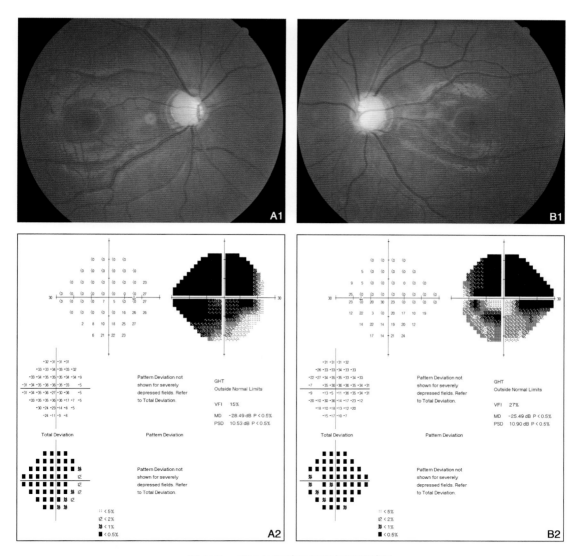

图 1-11 POAG 视神经损害与视野缺损

A1、B1：双眼各象限盘沿均明显丢失，视杯呈同心圆形扩大，弥漫 RNFLD；

A2：视野显示右眼颞侧视岛，为青光眼晚期改变；

B2：左眼管状视野，为青光眼晚期改变

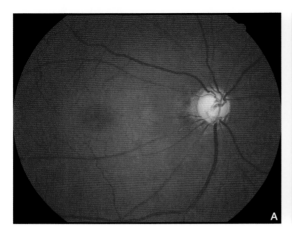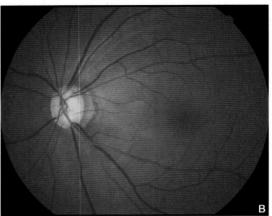

图 1-12 POAG 视神经损害

A：右眼青光眼绝对期，盘沿已消失殆尽，遗留深洞样凹陷，视网膜动脉纤细，弥漫 RNFLD；

B：左眼颞上、颞下盘沿变窄，相应处 RNFLD

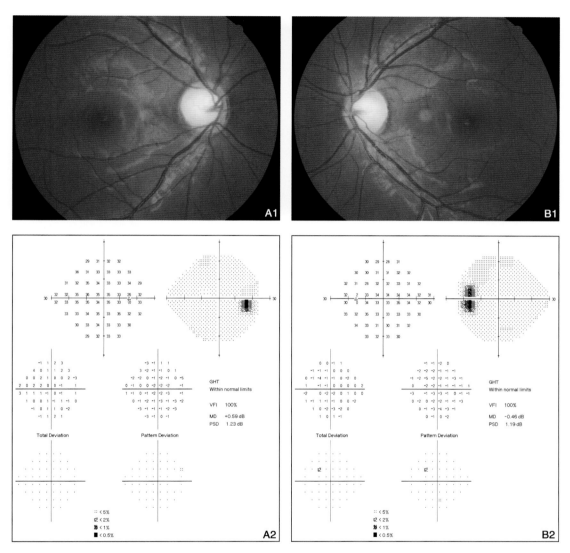

图 1-13　生理性大视杯

A1、B1：双眼视杯对称，盘沿形态正常，无 RNFLD；右眼 C/D 为 0.8，左眼 C/D 为 0.7；

A2、B2：双眼视野正常。

＊生理性大视杯应与青光眼性视神经损害鉴别，前者盘沿形态符合 ISNT 法则，无 RNFLD，视野正常，眼压正常

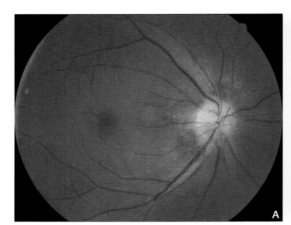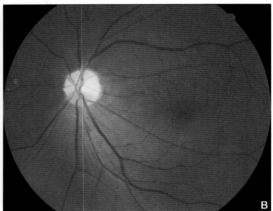

图 1-14 双眼前部缺血性视神经病变

A:右眼视盘水肿,上方颜色稍淡;

B:左眼盘沿形态正常,上方视盘色淡,相应区域 RNFLD。

* 前部缺血性视神经病变应与青光眼性视神经损害鉴别,病史、眼压、视盘形态、视野检查为鉴别要点,眼底荧光素血管造影有助于诊断

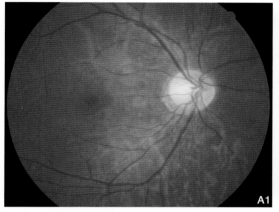

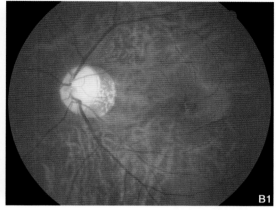

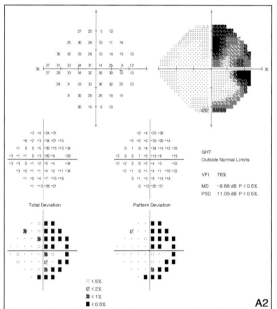

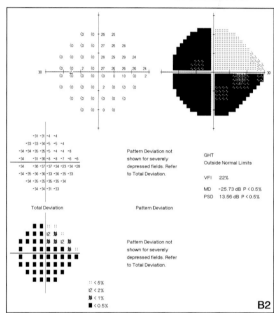

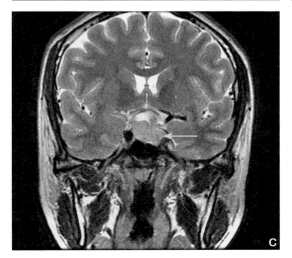

图 1-15 垂体瘤所致视神经萎缩,合并高度近视
A1:右眼盘沿形态正常,无 RNFLD;A2:右眼颞侧象限性视野缺损;B1:左眼视盘色稍淡,上方盘沿变窄,弥漫 RNFLD;B2:左眼视野显示颞侧及鼻下方象限性视野缺损;C:头颅 MRI 显示垂体占位性病变(箭头处)。
*视神经压迫性损害应与青光眼性视神经损害鉴别,前者视野缺损呈象限性,后者视野缺损与视神经损害相一致,且符合青光眼特征性改变

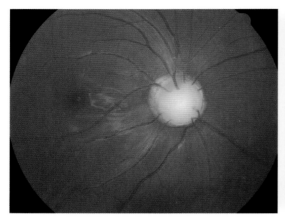

图 1-16 视盘发育不良

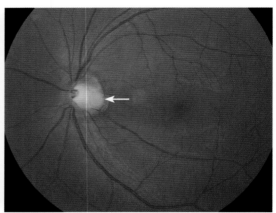

图 1-17 视盘小凹(箭头处)

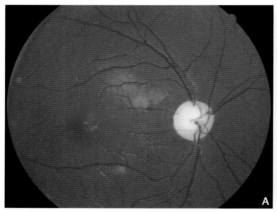

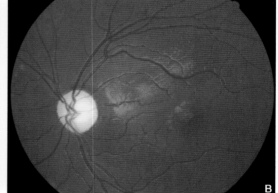

图 1-18 双眼先天性视神经萎缩

A、B:双眼视盘苍白,弥漫性 RNFLD。

* 先天性视神经萎缩应与青光眼性视神经损害鉴别,前者年幼视力不佳,视盘弥漫性苍白,盘沿形态稳定不变,眼压正常

第二章　原发性闭角型青光眼

原发性闭角型青光眼(primary angle closure glaucoma, PACG)是由于周边虹膜阻塞小梁网使房角关闭、房水排出受阻引起眼压升高的一类青光眼。根据起病急缓程度及临床经过分为急性闭角型青光眼(acute angle closure glaucoma)和慢性闭角型青光眼(chronic angle closure glaucoma)。根据房角关闭机制又可分为瞳孔阻滞型、非瞳孔阻滞型(睫状体前位型/周边虹膜肥厚型)和多种机制共存型。此类患者多具有前房浅、房角窄、角膜曲率半径小、晶状体厚、晶状体位置相对靠前及眼轴短等解剖特征。

第一节　急性闭角型青光眼

急性闭角型青光眼好发于40岁以上女性,情绪激动、长时间在暗环境工作、近距离阅读、气候变化、季节交替等都可能是发病诱因,发病机制主要是瞳孔阻滞导致房角突然关闭,眼压急剧升高。本病为双眼疾病,多数先后发病,约10%患者双眼同时发病。

【临床表现】根据临床经过和疾病转归分为6期:临床前期、先兆期(前驱期)、急性发作期、缓解期、慢性期、绝对期(图2-1-1~10)。

1. 临床前期:一眼已经急性发作,另一眼前房角窄者;具有浅前房和窄房角的解剖特征而无任何症状,有闭角型青光眼家族史者,或激发试验阳性者。

2. 先兆期(前驱期):在一定诱因或无明显诱因下出现小发作症状,轻微眼胀、视物模糊、虹视等,经休息或睡眠后可自行缓解。

3. 急性发作期:眼压急剧升高,表现为剧烈眼痛、眼眶痛、同侧偏头痛,伴明显的视力下降,常合并恶心、呕吐等全身症状。患眼显著混合充血,角膜上皮弥漫水肿,色素性KP,前房变浅,房角关闭,房水混浊,甚至出现絮状渗出物、无菌性前房积脓,瞳孔中度散大,多呈竖椭圆形,对光反射消失,虹膜基质节段性萎缩,晶状体前囊下局限性混浊斑点(即"青光眼斑")。眼压急骤升高可造成视盘充血、水肿,有时可伴有视盘周围血管出血。眼压急骤升高还可造成角膜内皮损伤,引起角膜基质水肿、混浊。

4. 缓解期急性发作后不经过治疗自然缓解或经过治疗后停用各种降眼压药物48小时后,眼压恢复至正常范围,前房角重新开放。眼压升高短时间内缓解者,视盘不遗留明显损害;高眼压状态持续时间较长者,视盘颜色变淡,视杯无明显扩大。急性发作期经药物治疗或自行缓解眼压下降后,发作期与缓解期巨大的眼压变化可导致睫状体脉络膜血管渗漏而发生睫状体脉络膜脱离,但这种脱离程度较滤过手术后发生的睫状体脉络膜脱离程度轻。

5. 慢性期:急性发作后未能完全缓解,或反复发作后房角关闭已形成广泛粘连则迁延为慢性期,此时角膜基本恢复透明,但眼压仍高。视盘颜色淡且视杯进行性扩大。

6. 绝对期:眼压持续升高,视力完全丧失,自觉症状轻重不一。

【诊断要点】 根据双眼具有原发性闭角型青光眼的解剖特征,前房浅,房角窄;发作时的典型病史;急性眼压升高,房角关闭;眼部检查可见急性高眼压所致的特征性体征等不难作出诊断。其中,虹膜节段性萎缩、色素性 KP、"青光眼斑"、瞳孔散大固定等体征可提示既往有急性发作病史。对双眼临床前期或先兆期患者,可进行暗室试验、俯卧试验、暗光超声生物显微镜检查(UBM)等激发试验来帮助诊断。

【鉴别诊断】

1. 各类急性起病的继发青光眼:如晶状体不全脱位、白内障膨胀期、晶状体溶解性青光眼、晶状体过敏性青光眼、急性虹膜睫状体炎、新生血管性青光眼、脉络膜上腔出血等。急性眼压升高伴前房浅者应特别注意对侧眼的检查,并详细询问病史。原发性闭角型青光眼具有双眼浅前房、窄房角的解剖特征,如发现双眼前房深度不对称应做进一步检查。UBM 有助于鉴别晶状体源性及睫状体因素导致的继发性闭角型青光眼。

2. 恶性青光眼(睫状环阻滞性青光眼):多因青光眼手术或使用缩瞳药频繁点眼诱发,表现为明显的晶状体虹膜隔前移,前房普遍变浅或消失。UBM 检查可见后房消失(详见第十三章第四节)。

3. 真性小眼球:部分病例表现为急性眼压升高,需要与急性闭角型青光眼相鉴别,眼轴测量非常重要(详见第十二章第七节)。

4. 急性虹膜睫状体炎:一般无角膜水肿,眼压正常或偏低,前房深度大多正常。角膜后灰白色沉着物,房水闪辉阳性,瞳孔缩小,虹膜前和/或后粘连。若急性虹膜睫状体炎继发急性高眼压同时伴有前房较浅者鉴别起来比较困难,此时要特别注意 KP 的性质,急性虹膜睫状体炎多为灰白色 KP;而急性闭角型青光眼多为色素性 KP;此外,急性闭角型青光眼持续高眼压所致的前房积脓为无菌反应性,眼压下降后积脓迅速吸收。

(乔春艳)

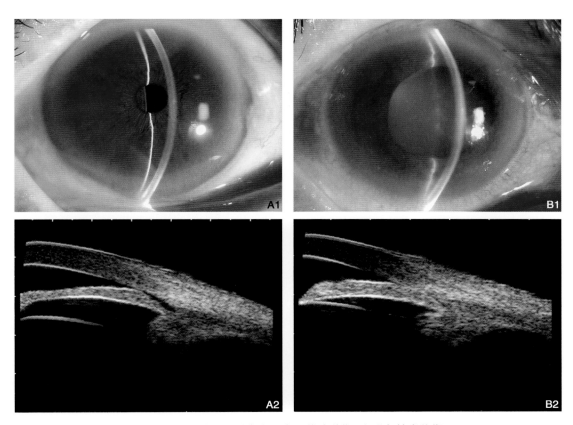

图 2-1-1　急性闭角型青光眼右眼临床前期,左眼急性发作期

A1:右眼前房浅,虹膜膨隆,瞳孔药物性缩小;

A2:右眼 UBM 显示虹膜膨隆,周边房角窄;

B1:左眼眼压急剧升高,混合充血,角膜上皮弥漫性水肿,前房浅,瞳孔中度散大,虹膜节段性萎缩,晶状体前囊下可见"青光眼斑";

B2:左眼 UBM 显示发作时周边房角关闭

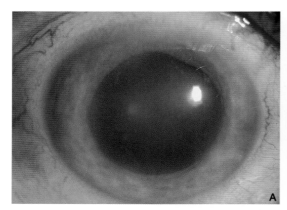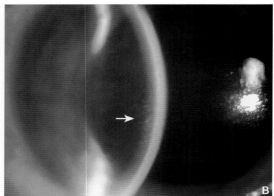

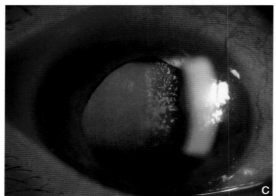

图 2-1-2　急性闭角型青光眼急性发作期

A:眼压急剧升高,混合充血,角膜弥漫水肿,虹膜广泛萎缩,瞳孔散大且固定;

B:角膜上皮水肿,色素性 KP(箭头处);

C:晶状体前囊下点片状混浊,即"青光眼斑"

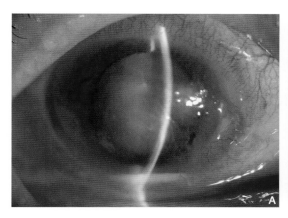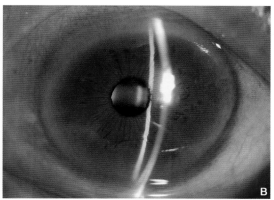

图 2-1-3　急性闭角型青光眼右眼急性发作期，左眼临床前期

A：右眼眼压极高，角膜水肿伴上皮大泡，前房浅，瞳孔散大，前房假性积脓，色素性 KP；

B：左眼前房浅，已行激光周边虹膜切除术，2：30 处可见激光孔。

*本例应与急性虹膜炎鉴别，前者具有双眼前房浅、房角窄的解剖结构，急性发作眼可见色素性 KP、瞳孔散大、"青光眼斑"、虹膜节段性萎缩等典型体征，眼压下降后前房渗出或积脓迅速消失；而后者在炎症反应严重时往往眼压降低或正常，灰白色 KP、瞳孔缩小、虹膜前和/或后粘连

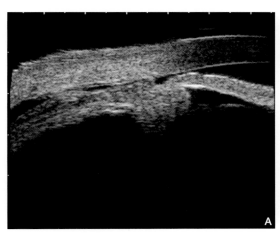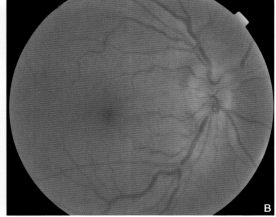

图 2-1-4　急性闭角型青光眼急性发作后早期睫状体、脉络膜脱离

A：UBM 显示前房浅，虹膜膨隆，房角开放呈裂隙状，睫状体上腔渗漏；

B：眼底可见视盘充血，视网膜血管迂曲

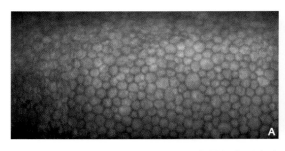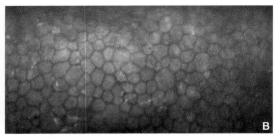

图 2-1-5　急性闭角型青光眼急性发作后角膜内皮损害

A：临床前期眼，角膜内皮细胞形态及密度正常；

B：发作眼眼压高持续多日，角膜内皮细胞数量明显减少，但形态基本正常

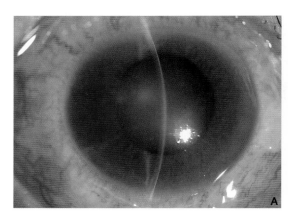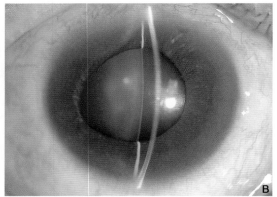

图 2-1-6　急性闭角型青光眼急性发作后虹膜损害

A：急性发作期，角膜弥漫水肿，瞳孔中度散大呈竖椭圆形，虹膜纹理模糊，虹膜萎缩不明显；

B：小梁切除术后数周，8:00 ~ 10:00 虹膜节段性萎缩，1:00 虹膜周切口通畅

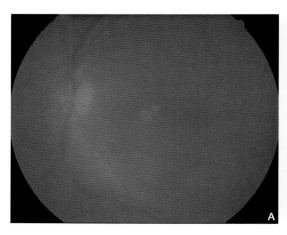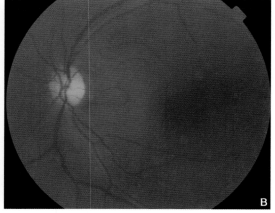

图 2-1-7　急性闭角型青光眼急性发作后视神经损害

A：持续眼压高，发作时视盘充血明显（因角膜水肿，眼底模糊）；

B：眼压控制后眼底变清晰，数周后视盘颞侧颜色变淡

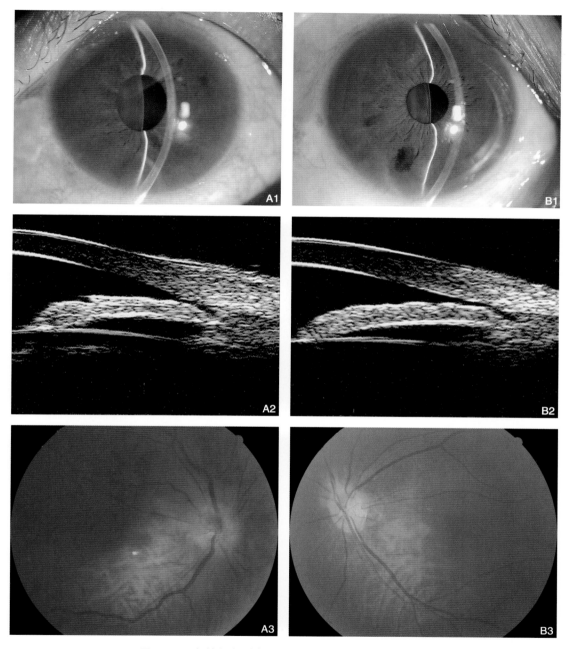

图 2-1-8 急性闭角型青光眼右眼缓解期,左眼临床前期

A1:右眼发作后 2 天,眼压降至正常,结膜轻充血,前房浅,虹膜膨隆,虹膜小环轻度节段性萎缩,瞳孔稍大,对光反射存在;

A2:右眼房角重新开放;

A3:右眼视盘水肿、充血,视网膜动脉细,静脉迂曲扩张;

B1:左眼眼压正常,前房浅,虹膜膨隆,瞳孔正常;

B2:左眼房角窄但未关闭;

B3:左眼视盘正常

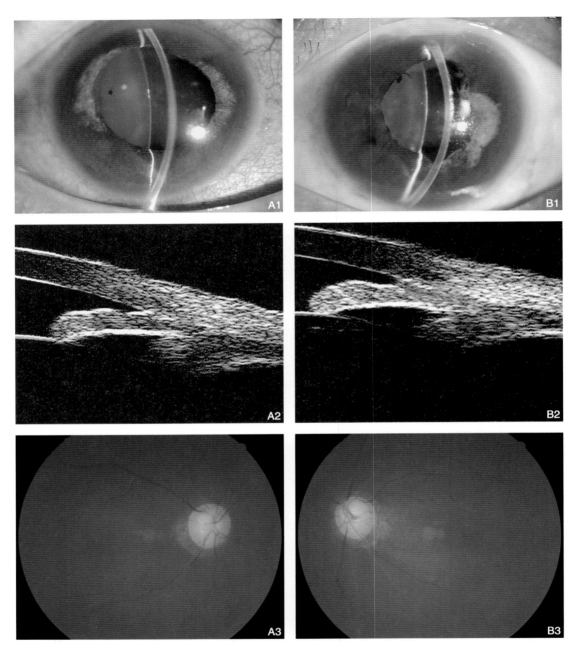

图 2-1-9　急性闭角型青光眼双眼慢性期

A1：右眼急性发作后未能缓解，眼压仍高，结膜轻度充血，角膜基本透明，虹膜节段性萎缩，前囊下可见"青光眼斑"；

B1：左眼数年前因急性发作不能缓解已行小梁切除术，上方可见滤过泡，颞侧虹膜明显萎缩呈白色，前囊下可见"青光眼斑"；

A2、B2：双眼房角粘连关闭；

A3、B3：双眼视盘颜色变淡，视杯扩大明显，弥漫 RNFLD，视网膜动脉分支闭塞

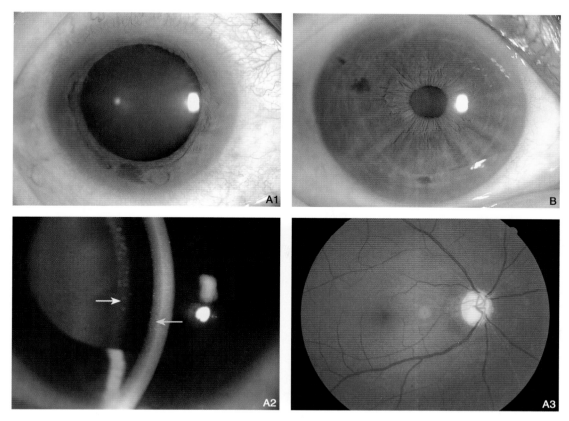

图 2-1-10 急性闭角型青光眼右眼绝对期，左眼临床前期

A1：右眼急性发作后眼压持续高 1 个月，光感丧失，混合充血，角膜轻水肿，虹膜广泛萎缩，瞳孔散大；

A2：右眼角膜后色素性 KP（黄箭头）、晶状体前囊的色素沉着（白箭头）及"青光眼斑"；

A3：右眼视盘苍白，视杯扩大，弥漫 RNFLD，视网膜动脉分支闭塞；

B：左眼已行激光周边虹膜切除术，10：00 处可见激光孔

第二节 慢性闭角型青光眼

慢性闭角型青光眼具有与急性闭角型青光眼相似的眼部解剖特点，但中央前房深度较急性闭角型青光眼略深，发病年龄较早，无明显的性别差异。其发病机制除瞳孔阻滞因素（图 2-2-1）外，还存在睫状体前移、周边虹膜肥厚堆积等非瞳孔阻滞因素（图 2-2-2，图 2-2-3）。由于房角粘连由点到面逐步发展，故眼压呈渐进升高趋势。

【临床表现】

1. 病史：有反复小发作病史。在紧张、疲劳、情绪波动、近距离阅读等诱因作用下，出现一过性视矇、虹视、眼部不适等症状，休息或睡眠后可自行缓解。随着疾病进展，发作时间越来越长，间隔时间越来越短。有些患者无任何不适症状，往往是在做常规眼科检查或自觉有视野缺损时才被发现。

2. 眼前节及眼底：双眼中央前房中深或较浅，周边前房浅，虹膜无明显萎缩。高眼压状

态下角膜大多清亮,少数患者在特殊诱因下可急性发作,表现为角膜上皮水肿、瞳孔轻度扩大。早期视盘正常,在高眼压持续作用下,逐渐出现盘沿丢失、视盘凹陷,并伴随视野进行性损害。视神经损害类似于原发性开角型青光眼。

3. 眼压:早期眼压升高呈发作性,随着病程的进展,基线眼压逐渐升高,高眼压持续时间延长。

4. 前房角:表现为由点到面逐步发展的匍行性粘连,或是从接触性关闭逐步发展为粘连性关闭。

5. 视野:早期视野正常,出现视神经损害后,视野改变类似于原发性开角型青光眼。

【诊断要点】 双眼具有原发性闭角型青光眼的解剖特征;房角狭窄,有不同程度的周边虹膜前粘连,高眼压状态下房角关闭;眼压中等度升高;眼前节不存在高眼压造成的急性缺血性损害体征。进展期和晚期出现典型青光眼性视神经损害和视野缺损。

【鉴别诊断】

1. 原发性急性闭角型青光眼:双眼具有原发性闭角型青光眼的解剖特征,急性发作期起病急,眼压急骤升高,房角突然关闭,眼部检查可见高眼压所致的急性缺血性损害体征,表现为虹膜节段性萎缩、晶状体"青光眼斑"以及缺血性视盘改变(早期水肿,晚期颜色变淡)。

2. 伴有窄房角的 POAG:高眼压状态下前房角开放,眼底和视野存在典型的青光眼性损害。

3. 真性小眼球继发闭角型青光眼:真性小眼球可表现为急性眼压升高,但慢性进行性眼压升高更为常见,类似于慢性闭角型青光眼。对闭角型青光眼患者常规测量眼轴有助于发现真性小眼球。真性小眼球患者眼轴长度小于 20mm,发病年龄早,除了浅前房、窄房角、周边虹膜前粘连外,可同时存在高度远视、葡萄膜渗漏、眼底发育异常等(详见第十二章第八节)。

4. 继发性闭角型青光眼

(1) 多发睫状体囊肿:周边前房变浅,有时可见周边虹膜凹凸不平,房角镜下可见波浪状房角粘连,UBM 检查可以明确诊断(相见第四章第二节)。

(2) 陈旧性虹膜睫状体炎:部分慢性虹膜睫状体炎可导致周边虹膜前粘连但无瞳孔粘连闭锁,眼压进行性升高,易与原发性慢性闭角青光眼混淆。鉴别要点主要是仔细寻找以往虹膜睫状体炎遗留的体征,如灰棕色 KP、虹膜纹理不清或虹膜萎缩等(详见第七章第一节)。详细询问眼部及全身免疫性疾病病史有助于诊断。

(3) 虹膜角膜内皮综合征、后部多形性角膜营养不良、Axenfeld-Rieger 综合征等由于周边虹膜前粘连引起继发青光眼,多具有典型的虹膜、瞳孔及角膜内皮的异常表现(详见第三章第一节与第二节、第十二章第一节)。

(4) 其他:葡萄膜渗漏综合征、眼内肿瘤均可引起前房变浅、房角关闭,仔细的眼底检查和眼部超声检查有助于诊断。

(乔春艳)

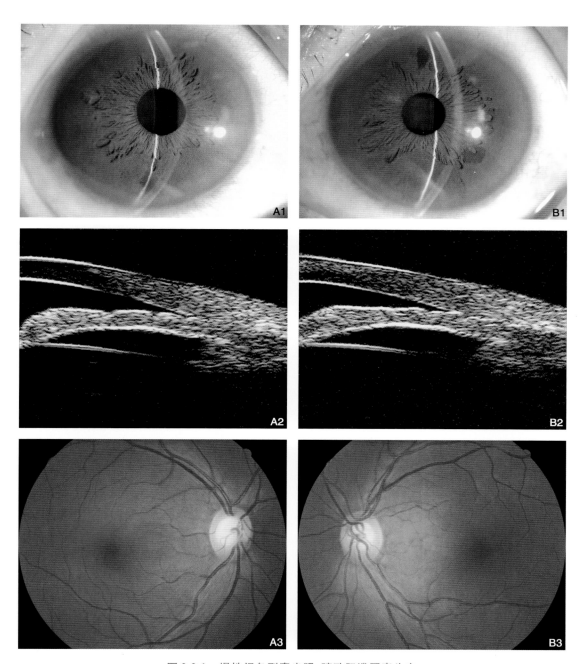

图 2-2-1 慢性闭角型青光眼,瞳孔阻滞因素为主

A1、B1:双眼前房浅,虹膜膨隆;

A2、B2:UBM 显示双眼虹膜膨隆,睫状体前位,房角关闭;

A3、B3:双眼盘沿形态正常,未见 RNFLD;右眼 C/D 约 0.6,左眼 C/D 约 0.5

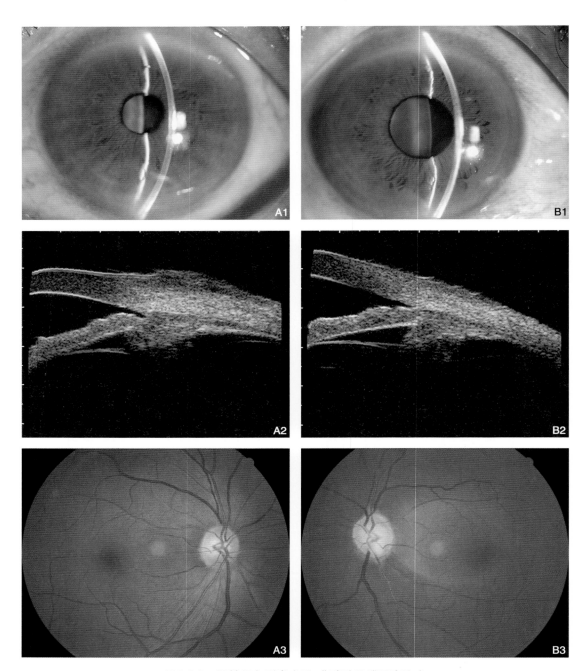

图 2-2-2   慢性闭角型青光眼，非瞳孔阻滞因素为主

A1、B1：双眼前房浅，虹膜轻微膨隆，左眼瞳孔较大；

A2、B2：UBM 显示双眼周边虹膜呈高褶构型，睫状体前位，右眼房角开放，左眼房角关闭；

A3：右眼盘沿形态正常；

B3：左眼各象限盘沿明显丢失，弥漫 RNFLD

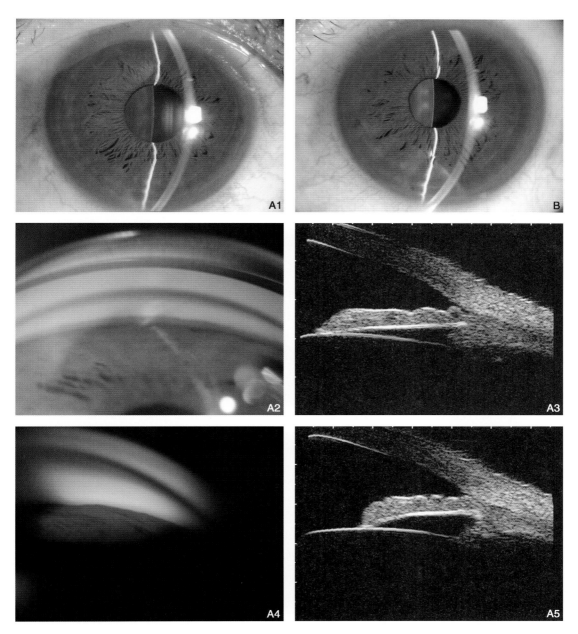

图 2-2-3　慢性闭角型青光眼，非瞳孔阻滞因素为主

A1、B：双眼中央前房中深；

A2：下方房角开放，周边虹膜不膨隆，呈"急转直下"的高褶构型；

A3：UBM 显示周边虹膜呈高褶构型，房角尚未关闭；

A4：瞳孔中等大时下方房角关闭；

A5：UBM 显示瞳孔中等大时虹膜高褶处与小梁网相贴，房角关闭

第三章　角膜疾病与青光眼

青光眼与角膜异常的关系可分为几个方面：①由于角膜先天发育不良、炎症或外伤导致青光眼②青光眼或抗青光眼药物导致角膜异常，如眼压升高导致的角膜水肿、角膜内皮细胞丢失、先天性青光眼的 Haab 纹；③与角膜内皮异常相关的青光眼，本章重点阐述这类疾病。

第一节　虹膜角膜内皮综合征

虹膜角膜内皮综合征(iridocorneal-endothelial syndrome，ICE 综合征)是涉及虹膜和角膜内皮的一组进行性症候群，其病因是角膜内皮异常。由于异常的角膜内皮进行性增生并分泌异常基底膜，可覆盖小梁网并到达虹膜表面，异常膜的收缩导致房角关闭、虹膜裂孔、虹膜结节及瞳孔改变。ICE 综合征目前病因不明，尚无确切办法使角膜内皮病变静止。

通常根据虹膜异常表现将 ICE 综合征分为三型，即进行性虹膜萎缩、Cogan-Reese 综合征和 Chandler 综合征(图 3-1-1 ~ 20)。

ICE 综合征为慢性进行性眼病，成年后发病，多为中壮年，女性高于男性；单眼发病，无家族史。

【临床表现】

1. 角膜表现：ICE 综合征的角膜病变具有特征性，是该病的诊断基础。角膜内皮镜检查可看到特征性的内皮细胞，称为 ICE 细胞，表现为细胞丧失六角形形态，本应为暗区的细胞间隙变为亮区，而本应为亮区的细胞内部变为暗区，即所谓"明-暗倒置"(图 3-1-1)。在裂隙灯下，早期角膜内皮呈银箔样反光(图 3-1-2)，晚期因角膜严重水肿无法看清内皮结构。角膜内皮功能进行性下降可导致角膜水肿并日渐加重，直至角膜内皮功能失代偿。在三种亚型中，Chandler 综合征最易发生角膜水肿，在眼压正常或轻度升高、患眼尚未受到青光眼损害时，角膜水肿就已导致视力模糊、虹视发生。

2. 虹膜表现

(1) 进行性虹膜萎缩：虹膜被牵拉向周边移位并发生萎缩，轻度萎缩表现为虹膜纹理疏松；较重萎缩表现为虹膜表层出现破孔，但虹膜色素层尚完整；严重萎缩可出现虹膜全层裂孔。虹膜被牵拉移位常导致瞳孔变形移位。

(2) Cogan-Reese 综合征：虹膜出现多发性、色素性痣样结节为其特点。结节分布区域虹膜变薄,虹膜纹理消失。虹膜结节有时非常隐蔽,甚至在房角镜下才能看到。无论虹膜萎缩的程度如何,只要出现虹膜结节,就属于 Cogan-Reese 综合征。此类型在虹膜萎缩变薄、虹膜结节区域的虹膜表面有时可见到一层厚韧、透亮的薄膜覆盖,常伴有瞳孔缘色素层外翻。

(3) Chandler 综合征:虹膜病变相对较轻,仅有轻微的基质萎缩和瞳孔移位,或者两者均无,后者容易被误诊为原发性开角型青光眼。

ICE 综合征的三种亚型在疾病进展过程中并非一成不变,Chandler 综合征可向进行性虹膜萎缩、Cogan-Reese 综合征演变,进行性虹膜萎缩也可向 Cogan-Reese 综合征演变。

3. 房角表现(图 3-1-3)

(1) 周边虹膜前粘连:为 ICE 综合征最常见的表现之一,其特点是超越 Schwalbe 线粘连至周边角膜,这种粘连方式与 PACG 明显不同。

(2) 房角异常色素:在未关闭的房角中可见异常色素沉着,色素颜色为黑灰色,分布多不均匀。

4. 青光眼:ICE 综合征自然病程均会发生青光眼,但发生时间早晚、眼压升高程度有差异。通常认为进行性虹膜萎缩和 Cogan-Reese 综合征的青光眼发生率高且较严重,而典型 Chandler 综合征的角膜水肿早于青光眼且眼压升高程度较轻。但在中国患者中,青光眼普遍发生较早,多发生于房角尚未粘连关闭时,并且眼压升高幅度大,有别于典型的 Chandler 综合征,其特征为单眼顽固高眼压,虹膜纹理、瞳孔形状均无明显异常,房角开放伴异常色素沉着或者仅有少许粘连,角膜内皮镜发现 ICE 细胞才确诊,这类病例归为非典型 ICE 综合征(图 3-1-21~22)。

【诊断要点】①角膜后表面呈银箔样反光;②角膜内皮镜检查发现 ICE 细胞;③虹膜与房角的改变;④继发性青光眼;⑤无家族遗传史,成年后发病,单眼患病,病情进行性进展。

【鉴别诊断】

1. 原发性青光眼

(1) 原发性闭角型青光眼:可表现为房角粘连关闭、眼压升高、伴有角膜水肿,但同时还具有双眼浅前房、窄房角的解剖特征;眼压下降后即使角膜内皮受损,也仅表现为角膜内皮细胞数量降低,不会有 ICE 细胞,角膜后部也无银箔样反光。

(2) 原发性开角型青光眼:虹膜病变不典型的 ICE 综合征容易与原发性开角型青光眼相混淆。但原发性开角型青光眼多为双眼疾病,房角无异常黑色素沉着,无周边虹膜前粘连。角膜内皮镜检查有助于鉴别。

2. 角膜异常继发青光眼

(1) 后部多形性角膜营养不良:青光眼、虹膜改变及房角改变均与 ICE 综合征类似,但角膜后部病变具有特征性表现,且双眼发病,角膜内皮镜检查可帮助鉴别,详见本章第二节。

(2) Fuchs 角膜内皮营养不良:裂隙灯下角膜后表面反光与 ICE 综合征相似,但没有虹膜及房角的改变,角膜内皮镜检查可帮助诊断,详见本章第三节。

3. 虹膜溶解性疾病

(1) Axenfeld-Rieger 综合征:由于虹膜萎缩、虹膜裂孔、虹膜周边前粘连、继发闭角型青光眼,容易被误诊为 ICE 综合征的进行性虹膜萎缩。但 Axenfeld-Rieger 综合征为双侧性、先天性、家族性疾病,部分患者伴有全身其他器官异常。详见第十二章。

(2) 虹膜劈裂症:为老年退行性疾病,表现为虹膜基质层间分离,可伴有青光眼及角膜内皮细胞计数降低,详见第四章。

4. 虹膜结节性疾病

(1) 虹膜黑色素瘤:通常病变较大而弥散,导致虹膜显著增厚,颜色较暗,少有瞳孔变形、周边前粘连及青光眼,而 Cogan-Reese 综合征虹膜结节较小、边界清、多发,所在区域虹膜基质萎缩变薄。

(2) 神经纤维瘤病:因神经外胚叶发育不良所致,为常染色体显性遗传,可单眼或双眼发病,伴有眼部及全身其他部分的结节表现。虹膜结节表现为无蒂的扁平隆起(图 3-1-23)。

5. 陈旧性虹膜炎继发青光眼:长期虹睫炎导致周边虹膜前粘连、虹膜萎缩,可同时伴有角膜内皮细胞数量减少及功能障碍,与 ICE 综合征的某些病例十分相似,但前者角膜内皮细胞仅有数量减少和体积变大。病史及角膜内皮镜检查有助于诊断。

(冯 波)

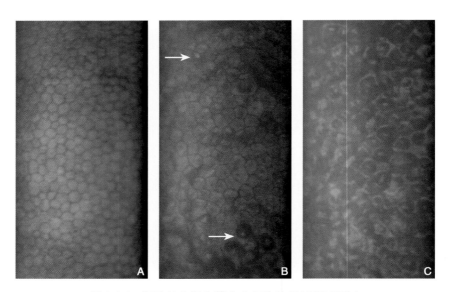

图 3-1-1 ICE 综合征角膜内皮细胞特征(ICE 细胞)
ICE 细胞表现为角膜内皮细胞丧失六角形形态,本应为暗区的细胞间隙变为亮区,而本应为亮区的细胞内部变为暗区,即所谓"明-暗倒置"。
　A:正常角膜内皮细胞;
　B:散在的 ICE 细胞(箭头处);
　C:大量的 ICE 细胞

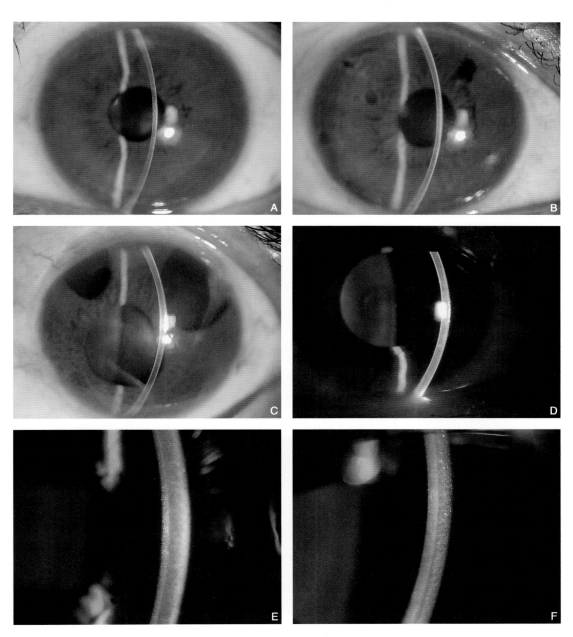

图 3-1-2　ICE 综合征角膜内皮特征

A:正常角膜内皮;

B ~ D:ICE 综合征角膜内皮呈银箔样反光;

E:ICE 综合征角膜内皮呈银箔样反光(高倍显微镜下);

F:ICE 综合征角膜内皮弥漫性混浊(高倍显微镜下)

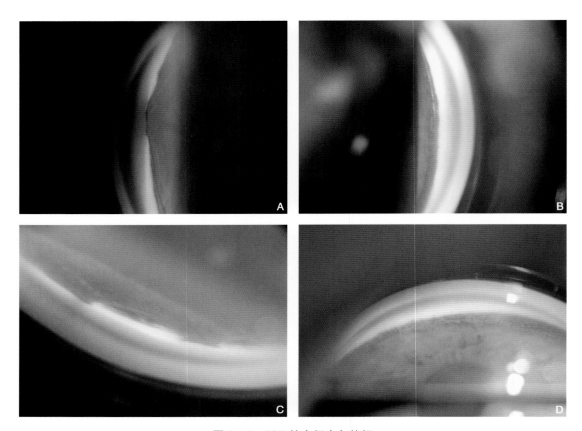

图 3-1-3　ICE 综合征房角特征
A:周边虹膜前粘连;
B:房角开放,黑灰色色素沉着,分布不均匀;
C:周边虹膜前粘连与黑灰色色素同时存在;
D:房角关闭,虹膜根部多发痣样结节

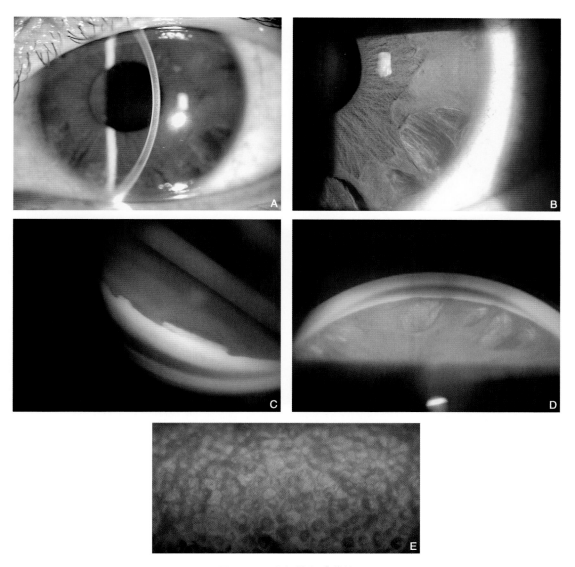

图 3-1-4 进行性虹膜萎缩

A:角膜内皮呈银箔样反光;2∶00~11∶00 中周部虹膜萎缩,多个较大的板层虹膜裂孔;

B:板层虹膜裂孔,虹膜基质暴露,周边虹膜前粘连;

C、D:房角镜下,超越 Schwalbe 线的周边虹膜前粘连;

E:角膜内皮镜检查可见多量 ICE 细胞

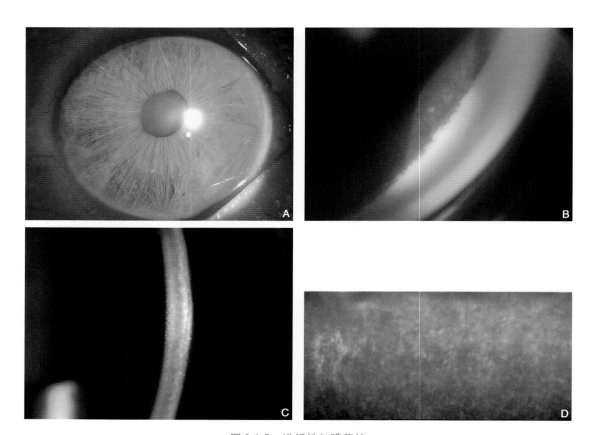

图 3-1-5   进行性虹膜萎缩

A：中周部虹膜广泛萎缩，近全周的周边虹膜前粘连，瞳孔受牵拉轻度变形；

B：房角镜检查可见周边虹膜前粘连伴黑灰色色素沉着；

C：角膜内皮呈银箔样反光；

D：角膜内皮镜检查可见大部分细胞结构紊乱不清，间杂 ICE 细胞

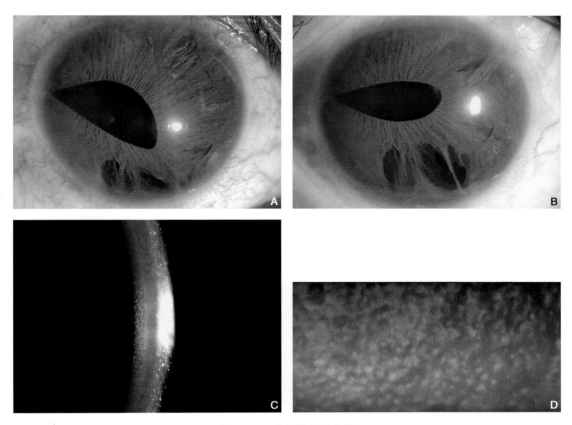

图 3-1-6 进行性虹膜萎缩

A:2:00~8:00 中周部虹膜萎缩,下方较大板层虹膜裂孔,虹膜基质暴露,5:30 方位全层小裂孔,5:00 及 9:00 周边虹膜前粘连,瞳孔受牵拉变形移位;

B:青光眼阀植入术后 2 年,瞳孔向 2:00 方向牵拉移位,下方全层裂孔扩大,2:00~4:00 虹膜萎缩加重;

C:角膜内皮呈银箔样反光;

D:角膜内皮镜检查可见大部分细胞结构紊乱不清,间杂 ICE 细胞

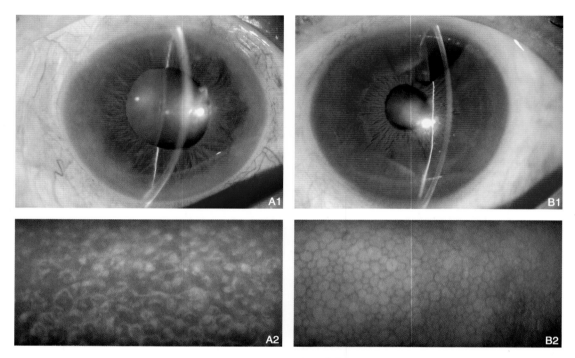

图 3-1-7　进行性虹膜萎缩

　　曾因右眼顽固高眼压、瞳孔散大、虹膜萎缩以及双眼浅前房被误诊为双眼急性闭角型青光眼，双眼行抗青光眼手术。

　　A1：右眼虹膜广泛萎缩，瞳孔散大，全周周边虹膜前粘连；

　　A2：右眼角膜内皮镜检查可见大量 ICE 细胞；

　　B1：左眼为健眼，1：00 为手术周切口；

　　B2：左眼角膜内皮细胞形态大致正常。

　　* 本例应与急性闭角型青光眼鉴别，前者具有角膜内皮特征性改变，周边虹膜前粘连；后者发作眼多为虹膜节段性萎缩、房角关闭，并具有双眼前房浅的解剖特征。发作眼角膜内皮计数减少但无 ICE 细胞（参见图 2-1-10）。

　　* 进行性虹膜萎缩应与陈旧性虹膜炎鉴别，有无角膜内皮细胞形态改变是鉴别关键（参见图 7-1-24）

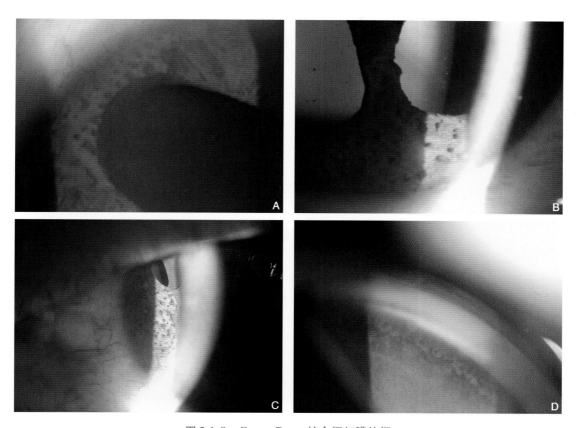

图 3-1-8 Cogan-Reese 综合征虹膜特征

A:虹膜结节,伴瞳孔变形移位,瞳孔缘色素层外翻;

B:虹膜结节,伴假性多瞳;

C:虹膜结节,伴虹膜表面透明薄膜及裂孔;

D:虹膜结节位于虹膜根部,在房角镜下才能见到

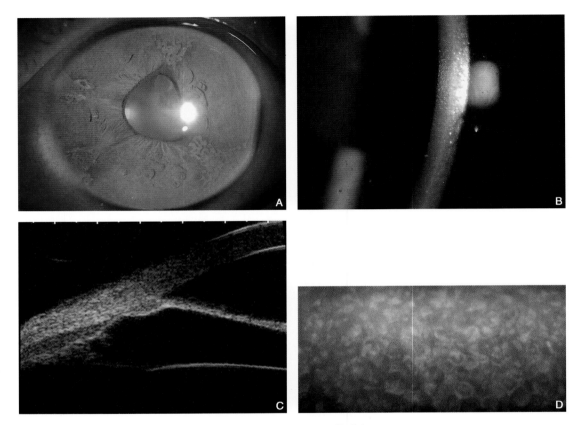

图 3-1-9　**Cogan-Reese** 综合征

A:虹膜广泛萎缩,12:00～1:00、4:00～5:00、7:00～8:00、9:00～10:00 虹膜萎缩变薄伴虹膜痣样结节,瞳孔散大变形伴瞳孔缘色素层外翻;

B:角膜内皮呈银箔样反光;

C:UBM 显示虹膜结节分布区域虹膜基质萎缩变薄,房角粘连关闭;

D:角膜内皮镜检查可见大量 ICE 细胞

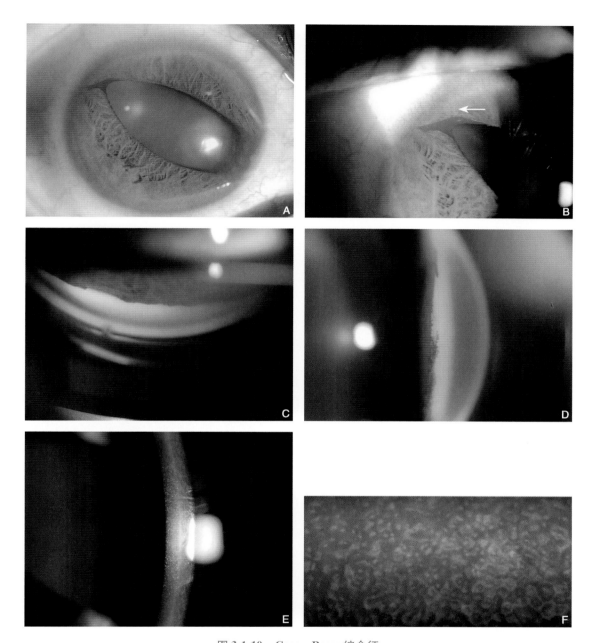

图 3-1-10 Cogan-Reese 综合征

A:虹膜轻度萎缩,3:00~4:00 及 10:00 瞳孔缘色素层外翻,瞳孔牵拉变形;

B:10:00 周边虹膜多发色素性结节(箭头处);

C:房角镜下可见上方周边虹膜前粘连;

D:房角镜下尚未关闭的房角有黑灰色色素沉着;

E:角膜内皮呈银箔样反光;

F:角膜内皮镜检查可见大量 ICE 细胞

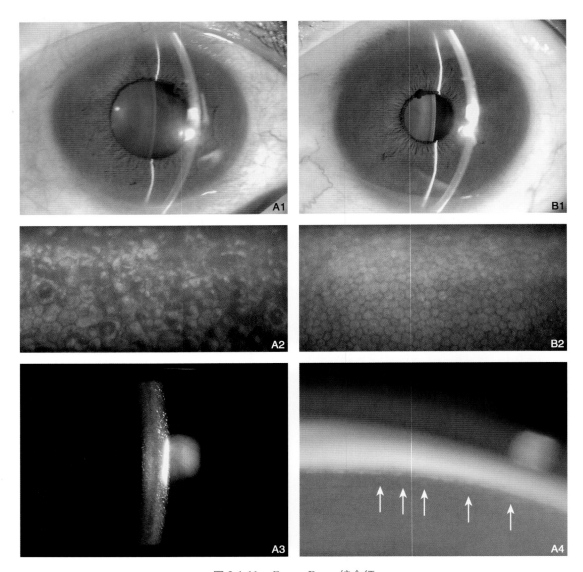

图 3-1-11　Cogan-Reese 综合征

A1：右眼为患眼，与健眼仔细对比，虹膜轻微萎缩，瞳孔中度散大；

A2：右眼角膜内皮镜检查可见大量 ICE 细胞；

A3：右眼角膜内皮呈银箔样反光；

A4：右眼房角可见不均匀的黑灰色色素沉着和虹膜痣样结节（箭头处）；

B1：左眼为健眼；

B2：左眼角膜内皮形态及密度正常

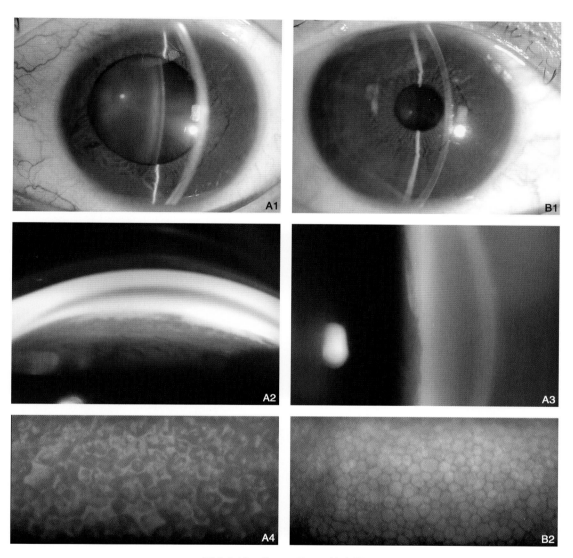

图 3-1-12　Cogan-Reese 综合征

A1：与健眼相比，右眼虹膜广泛萎缩，瞳孔散大并向颞侧移位，前房中深；

A2：右眼房角镜下可见虹膜痣样结节和黑灰色色素沉着；

A3：右眼房角镜下可见颞下方周边虹膜前粘连；

A4：右眼角膜内皮镜检查可见大量 ICE 细胞；

B1：左眼为健眼，前房中深，瞳孔正常；

B2：左眼角膜内皮形态及密度正常。

*本例应与急性闭角型青光眼鉴别，前者具有房角及角膜内皮特征性改变，后者双眼具有前房浅、房角窄的解剖特征（参见图 2-1-1）

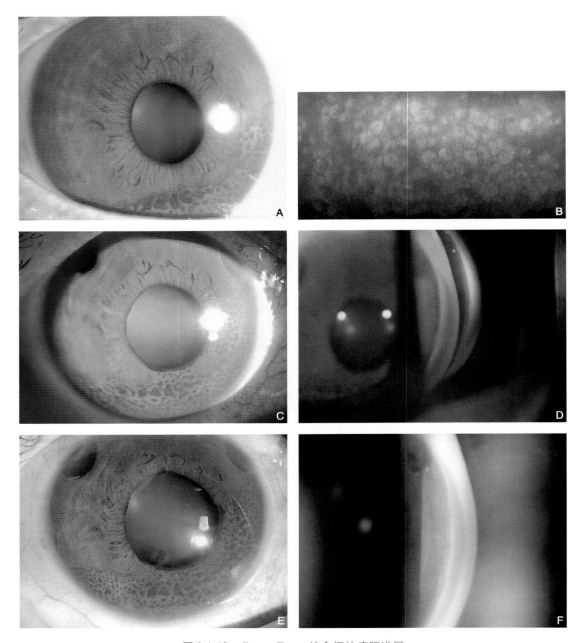

图 3-1-13 Cogan-Reese 综合征的病程进展

A:初诊时,3:00～7:00 中周部虹膜多发色素性结节,瞳孔受牵拉向下方移位;

B:初诊时,角膜内皮镜检查可见大量 ICE 细胞;

C:三年后,2:00～8:00 虹膜结节,并向瞳孔扩展,下方瞳孔缘色素层外翻;

D:三年后,8:00～10:00 房角开放,伴少量色素;

E:五年后,虹膜结节数量仍在增加;

F:五年后,8:00～10:00 房角开放,伴多量黑色色素,虹膜根部出现痣样结节

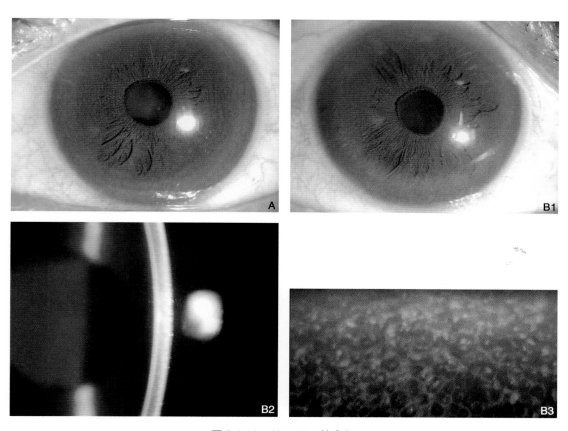

图 3-1-14　Chandler 综合征

A：右眼为健眼；

B1：与右眼相比，左眼虹膜轻轻微萎缩，部分虹膜基质暴露，角膜尚清，眼压正常；

B2：左眼角膜内皮呈银箔样反光；

B3：左眼角膜内皮镜检查可见大量 ICE 细胞。

* Chandler 综合征应与 Fuchs 角膜内皮营养不良鉴别，两者都表现为角膜内皮银箔样反光，但后者双眼发病，角膜内皮镜检查内皮细胞间有暗区形成，且暗区遮挡细胞边界（参见图 3-3-2）

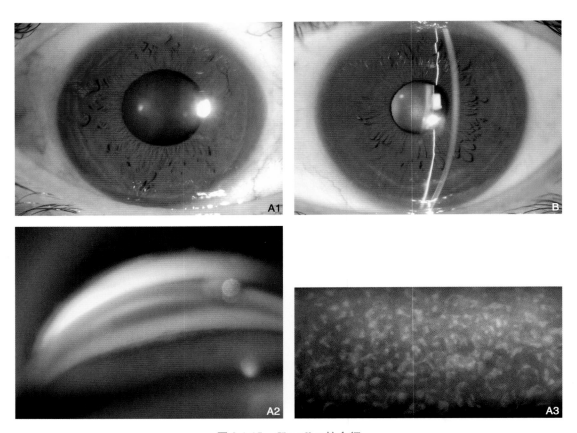

图 3-1-15 Chandler 综合征

A1：右眼眼压 25mmHg，伴角膜弥漫水肿，2：00、6：30、10：00 中周部虹膜轻度萎缩，瞳孔中度散大；

A2：房角镜下 5：00、6：30 周边虹膜前粘连，余房角开放并伴大量黑灰色色素沉着；

A3：角膜内皮镜检查可见大量 ICE 细胞；

B：左眼为健眼

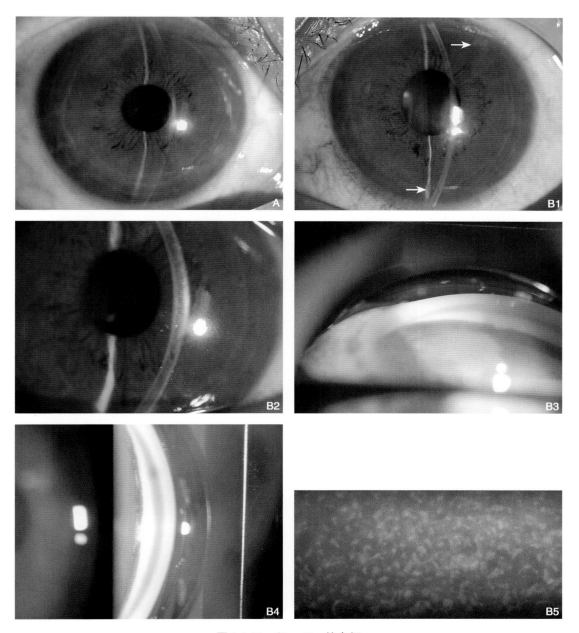

图 3-1-16 Chandler 综合征

A：右眼为健眼；

B1：仔细比对健眼，左眼瞳孔轻度变形，呈竖椭圆形，1:30、6:00 周边虹膜轻度萎缩（箭头处）；

B2：角膜内皮呈银箔样反光；

B3：虹膜萎缩部位房角粘连，房角开放部位大量黑灰色色素覆盖；

B4：鼻侧房角开放，黑灰色色素分布不均匀；

B5：角膜内皮镜检查可见大量 ICE 细胞。

* Chandler 综合征应与陈旧性虹膜炎鉴别，鉴别要点是角膜内皮细胞形态是否异常（参见图 7-1-21）

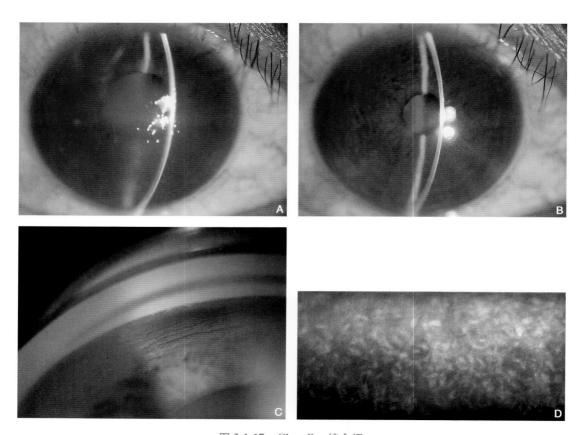

图 3-1-17 Chandler 综合征

A:眼压升高时角膜弥漫水肿与上皮水泡;

B:同一眼药物治疗后眼压正常,角膜清亮,角膜内皮呈银箔样反光,无虹膜萎缩、瞳孔变形及移位;

C:房角镜下全周房角开放,可见大量黑灰色色素;

D:角膜内皮镜检查可见大量 ICE 细胞

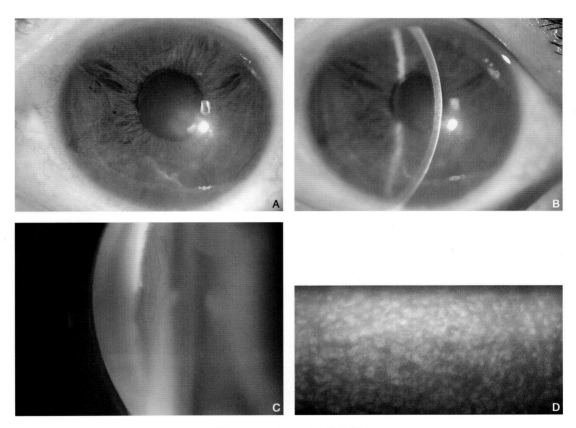

图 3-1-18　Chandler 综合征

A：下方角膜水肿混浊，1：00～2：00 及 10：00 虹膜萎缩，10：00～2：00 及 8：30 周边虹膜前粘连，瞳孔轻度上移；

B：角膜混浊伴上皮水肿，角膜内皮呈银箔样反光；

C：房角镜下可见周边虹膜前粘连伴黑灰色色素；

D：部分角膜内皮细胞结构模糊不清，间杂大量 ICE 细胞

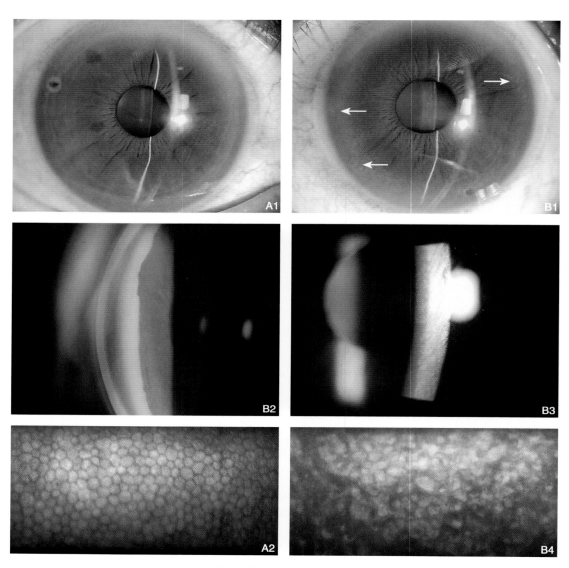

图 3-1-19 Chandler 综合征

曾因左眼眼压高、双眼浅前房被误诊为慢性闭角型青光眼,行双眼激光周边虹膜切除术。

A1:右眼为健眼,10:00 周边虹膜可见激光孔;

A2:右眼角膜内皮镜检查正常;

B1:左眼 2:00、8:00、9:00 周边部虹膜轻度萎缩(箭头处),瞳孔欠圆,5:00 周边虹膜可见激光孔;

B2:左眼房角镜检查可见周边虹膜前粘连;

B3:左眼角膜内皮银箔样反光;

B4:左眼角膜内皮镜检查可见 ICE 细胞。

*本例与慢性闭角型青光眼鉴别关键是角膜内皮银箔样反光和 ICE 细胞(参见图 2-2-2)

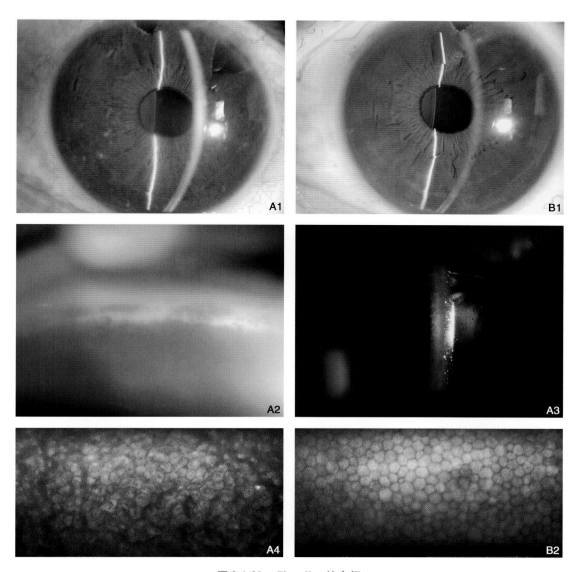

图 3-1-20　Chandler 综合征

曾被误诊为"双眼 POAG"并接受了双眼小梁切除术(右眼接受两次手术)。

A1:右眼角膜水肿,仔细与健眼比对,虹膜轻微萎缩,瞳孔正常;

A2:右眼房角镜检查可见周边虹膜前粘连以及大量斑块样黑灰色色素;

A3:右眼角膜内皮银箔样反光;

A4:右眼角膜内皮镜检查发现 ICE 细胞;

B1:左眼为健眼;

B2:左眼角膜内皮镜检查正常。

　* Chandler 综合征应与 POAG 鉴别,后者房角开放且没有异常色素沉着,角膜内皮形态正常(参见图 1-1)

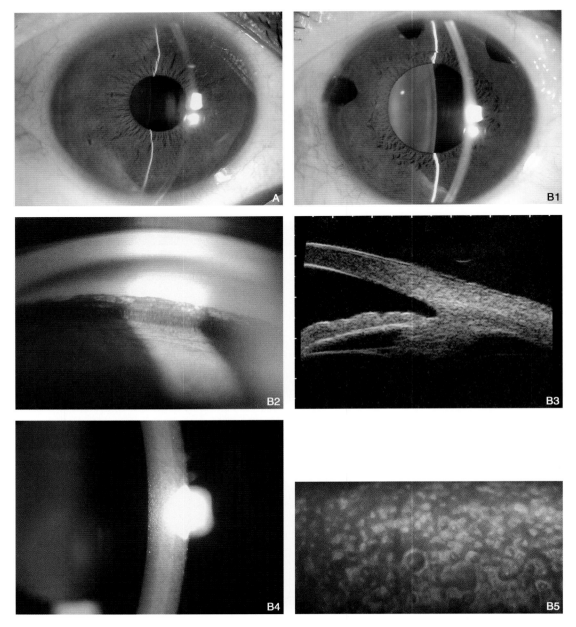

图 3-1-21 非典型 ICE 综合征

因左眼顽固性高眼压两年经历三次小梁切除术,既往诊断为 POAG。

A:右眼为健眼;

B1:左眼眼压高时角膜无明显水肿,仔细与健眼比对,左眼虹膜轻微萎缩,瞳孔中度散大;

B2:左眼房角开放,可见不均匀棕色及黑灰色色素沉着;

B3:左眼 UBM 显示房角开放;

B4:左眼角膜内皮呈银箔样反光;

B5:左眼角膜内皮镜检查可见大量 ICE 细胞。

*非典型 ICE 综合征应与 POAG 鉴别,前者房角存在异常色素,角膜内皮镜检查可见 ICE 细胞

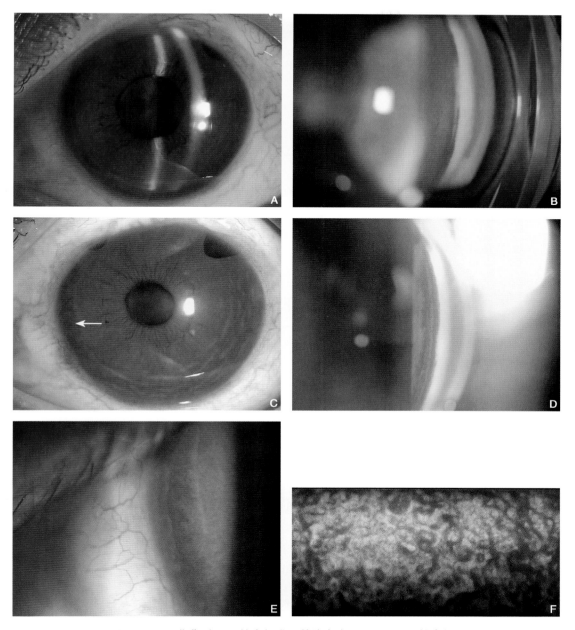

图 3-1-22　非典型 ICE 综合征进展并演变为 Cogan-Reese 综合征

A：初诊时眼压升高，虹膜瞳孔均正常（图片为小梁切除术后拍摄）；

B：初诊时房角开放，色素较多且分布不均匀；

C、E：两年后再次行小梁切除术，8:00～10:00 周边虹膜出现虹膜痣样结节（箭头处）；

D：两年后房角仍开放，但色素明显增多，虹膜根部可见大量痣样结节；

F：角膜内皮镜检查可见大量 ICE 细胞，无正常六角形细胞

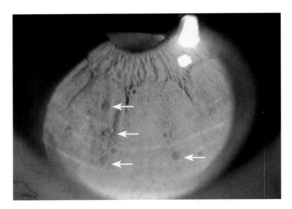

图 3-1-23   神经纤维瘤病的虹膜结节
虹膜结节表现为无蒂的扁平隆起(箭头处),结节所在区
域虹膜组织无萎缩

第二节   角膜后部多形性营养不良

角膜后部多形性营养不良(posterior polymorphous dystrophy,PPMD)是一种双侧性、进行性、遗传性角膜营养不良性疾病,通常为常染色体显性遗传,无性别差异。可以在幼年发病,但大多在成年后才表现出来。角膜超微结构研究证实,该病系角膜内皮与后弹力膜存在异常。发生青光眼主要是由于异常内皮细胞、上皮细胞和基底膜样物质组成的异常膜从角膜爬行到虹膜表面并收缩,导致虹膜角膜粘连、房角关闭。此类患者中常见虹膜高位附着于小梁网上,提示前房角发育异常也参与青光眼的发生。

【临床表现】

1. 角膜病变:典型病变位于后弹力层水平,有两种形态:一种是空泡样改变,空泡可以排列成线状或成簇,周围有雾样混浊晕轮,类似火山口或炸面包圈样;另一种是条带样增厚改变。从角膜整体来看,病变有两种类型:一类是局限性病变,病变区有空泡样改变和条带样改变,病变区以外角膜透明;另一类是地图样病变,范围弥漫,在后弹力层和深基质层均有雾状混浊,这类患者常伴有虹膜角膜粘连和青光眼。病变局限者逐渐进展至弥漫损害。角膜内皮镜检查可以见到弹坑样及炸面包圈样改变,晚期患者内皮细胞结构完全丧失(图3-2-1)。

2. 虹膜及瞳孔:早期虹膜改变并不明显。随着异常膜进行性发展与收缩,逐渐出现周边虹膜与角膜粘连、虹膜部分萎缩、瞳孔移位、色素膜外翻。

3. 房角:房角镜下可以见到宽、窄、高、低各种形态的周边虹膜前粘连(PAS),还可见到虹膜高位附着、Schwalbe线明显突起、梳状韧带等提示房角发育不良的表现。

4. 青光眼:继发性青光眼的发生率约为15%,房角可有粘连也可无粘连。青光眼一旦发生,药物常不易控制眼压,抗青光眼手术的轻微损伤都可导致术后早期角膜混浊(图3-2-2~3)。

【诊断要点】①角膜后部空泡样及条带样多形性改变,角膜内皮镜检查可以见到弹坑样及炸面包圈样改变。②继发青光眼者多有虹膜、房角的异常。③双眼发病，无性别差异，有家族史。一些先证者往往不清楚家族中有此类患者，但直系亲属经检查后通常可发现相似患者。

【鉴别诊断】ICE 综合征与 PPMD 均有角膜后部的异常及虹膜改变，形态有类似之处，并且二者均为进行性疾病。鉴别要点是：①ICE 综合征为单眼患病，成年以后发病，无家族史；②ICE 综合征裂隙灯下检查角膜内皮呈银屑样反光，角膜内皮镜检查可见特征性的 ICE 细胞。

（冯　波）

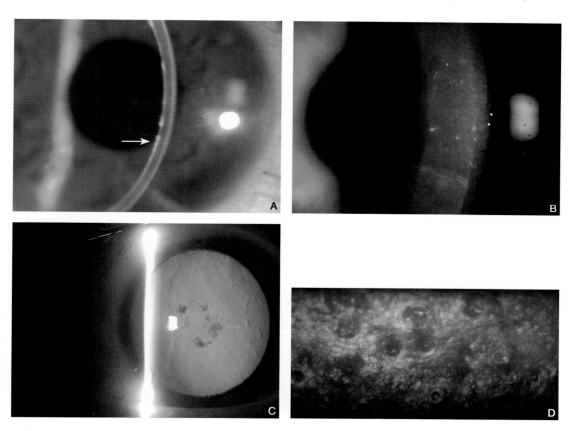

图 3-2-1　PPMD 的角膜病变
A：角膜病变位于角膜后弹力层水平（箭头处），表现为条带样增厚；
B：角膜病变表现为小泡状、条带状、片状混浊，呈多形性改变，病变外角膜尚透明；
C：散瞳后用后照法显示角膜后部多形性病变，瞳孔中央的暗点是晶状体前囊的色素沉着；
D：角膜内皮镜检查显示弹坑样及炸面包圈样改变

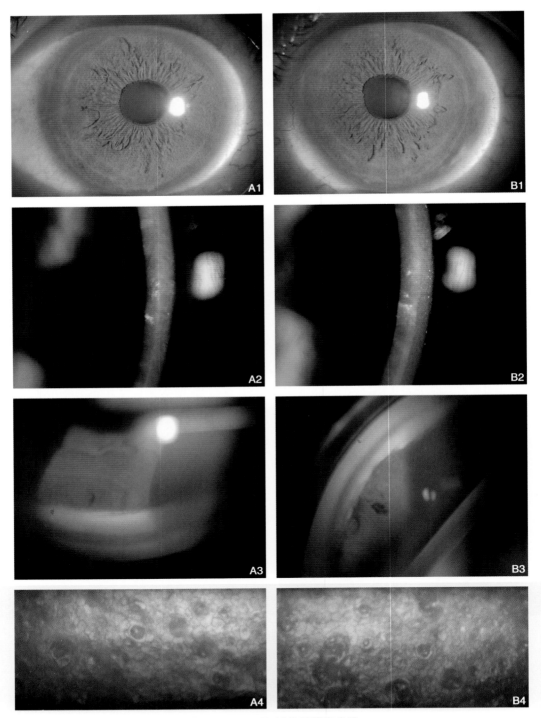

图 3-2-2   PPMD 继发双眼青光眼

A1、B1：双眼虹膜、瞳孔无明显异常；A2、B2：双眼角膜病变位于角膜后弹力层水平，角膜病变表现为小泡状、条带状、片状混浊，呈多形性改变；A3、B3：房角镜检查显示双眼周边虹膜前粘连；A4、B4：角膜内皮镜检查可见双眼弹坑样及炸面包圈样细胞改变。

* PPMD 继发青光眼应与 ICE 综合征鉴别，后者为单眼患病，无家族史，裂隙灯检查角膜内皮呈银屑样反光，角膜内皮镜检查可见特征性的 ICE 细胞（参见图 3-1-11）

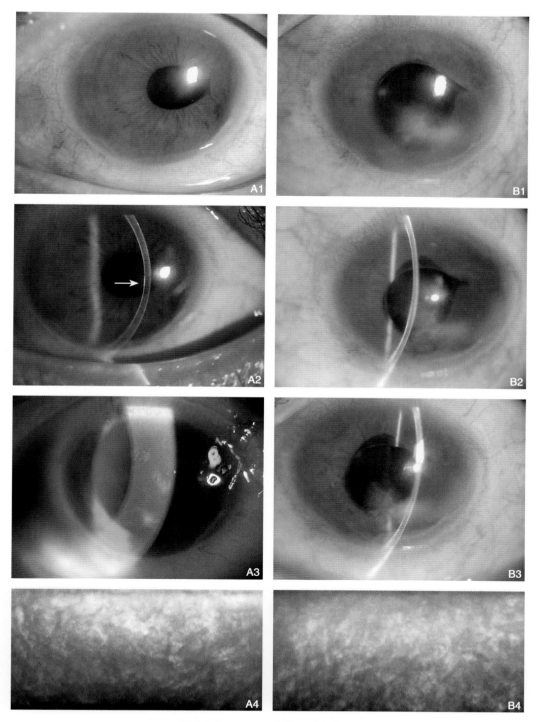

图 3-2-3 PPMD 继发双眼青光眼

A1、B1：双眼角膜混浊，周边虹膜前粘连（右眼 2:00～8:00，左眼全周），瞳孔变形、移位，左眼色素膜外翻；A2、A3：右眼角膜后部局限性病变，呈簇状及片状混浊，位于后弹力层水平（箭头处）；B2、B3：左眼角膜后部弥漫性病变，呈地图样雾状混浊，位于后弹力层和深基质层；A4、B4：角膜内皮镜检查显示双眼正常的六角形细胞已完全丧失，细胞结构模糊不清

第三节 Fuchs 角膜内皮营养不良

本病多发生于 40~70 岁,女性多见,有家族性,为常染色体显性遗传,双眼发病,但双侧往往不对称。病情进展缓慢,病程可达 20 年甚至更长。本病与青光眼之间的关系目前还存在争议,但有学者认为本病与闭角青光眼的关系与角膜进行性增厚、引起前房角关闭有关,在已有浅前房的患者,这种趋势更为明显。尚未发现本病与开角青光眼之间存在必然的联系。

【临床表现】

1. 角膜表现

(1) 滴状赘疣:Fuchs 角膜内皮营养不良的典型表现是角膜滴状赘疣,但滴状赘疣并不是 Fuchs 角膜内皮营养不良的特有改变,在许多老年人,角膜滴状赘疣仅仅是角膜退行性改变的表现,绝大部分患者角膜终生保持清亮。在裂隙灯显微镜下角膜赘疣类似"银箔样"反光,采用直接照明法仔细检查,滴状赘疣表现为角膜后表面多个向后突起的、略带青铜色的小滴样改变(图 3-3-1~2)。在这些赘疣上常常可见色素附着。

该病角膜内皮镜检查具有特征性改变,表现为内皮细胞扩大,其间有暗区形成,并且暗区遮挡内皮细胞边界(图 3-3-2,图 3-3-3)。病理检查证实,这些暗区为胶原在角膜后表面的沉积,符合病理学上赘疣的概念。

(2) 大泡性角膜病变:随着病情进展,滴状赘疣的数量逐渐增加、互相融合,侵及全部角膜后表面。角膜内皮功能失代偿后导致大泡性角膜病变,角膜上皮雾状水肿,基质层如毛玻璃样混浊,后弹力层出现皱褶。角膜上皮大泡反复形成继而破裂,患眼疼痛明显。此外角膜还可出现新生血管、瘢痕等改变。

2. 虹膜、瞳孔、晶状体、房角均无特殊改变。

3. 青光眼:Fuchs 角膜内皮营养不良合并青光眼的发生率,研究报道 1.6%~15%(图 3-3-3)。

【诊断要点】①双眼患病,家族性发病;②双眼角膜后表面大量滴状赘疣,角膜内皮镜检查暗区遮挡内皮细胞;③角膜内皮功能进行性下降,可发生功能障碍或失代偿。

【鉴别诊断】本病需与 ICE 综合征相鉴别。ICE 综合征在裂隙灯下表现为角膜后表面的银箔样反光,尤其是 Chandler 综合征,虹膜、瞳孔改变轻微而角膜内皮功能障碍表现明显,易与本病相混淆。主要鉴别点:①ICE 综合征单眼发病,无家族史,而 Fuchs 角膜内皮营养不良为双眼发病,如果患者已有一只眼发生角膜混浊看不清眼内结构,另一眼的表现也有助于鉴别;②ICE 综合征的角膜内皮镜检查有特征性 ICE 细胞,而 Fuchs 角膜内皮营养不良为滴状赘疣,角膜内皮镜检查显示内皮细胞间有暗区形成,且暗区遮挡细胞边界;③ICE 综合征即使虹膜、瞳孔改变轻微,仔细检查仍可发现房角有异常改变。

(冯　波)

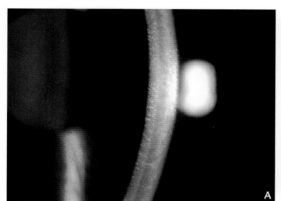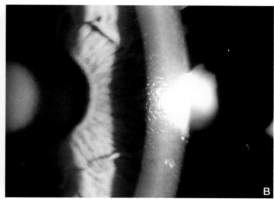

图 3-3-1　Fuchs 角膜内皮营养不良的角膜病变

A:角膜内皮可见"银箔样"反光;

B:角膜中央后表面大量向后突起的滴状赘疣

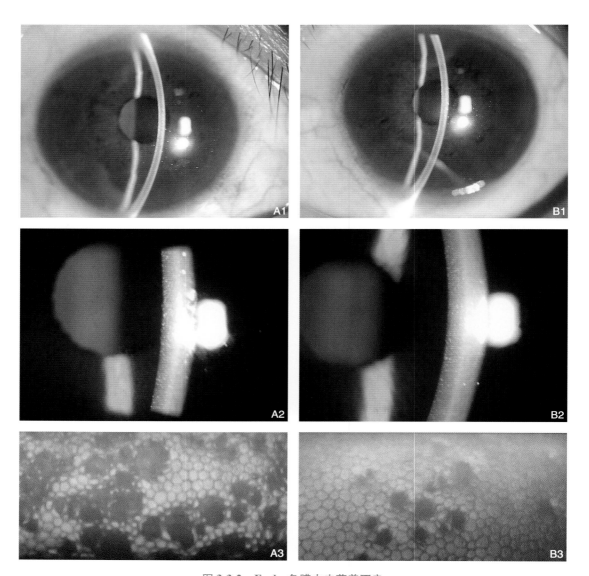

图 3-3-2 Fuchs 角膜内皮营养不良

A1、B1：双眼角膜内皮可见"银箔样"反光，虹膜、瞳孔无明显异常；

A2、B2：双眼角膜后表面大量向后突起的滴状赘疣伴有色素附着；

A3、B3：角膜内皮镜检查显示双眼内皮细胞间有暗区形成，且暗区遮挡细胞边界。大量滴状赘疣表现为大量暗区。

﹡Fuchs 角膜内皮营养不良应与 ICE 综合征鉴别，两者都表现为角膜内皮银箔样反光，但后者为单眼发病，角膜内皮镜检查有特征性的 ICE 细胞（参见图 3-1-14）

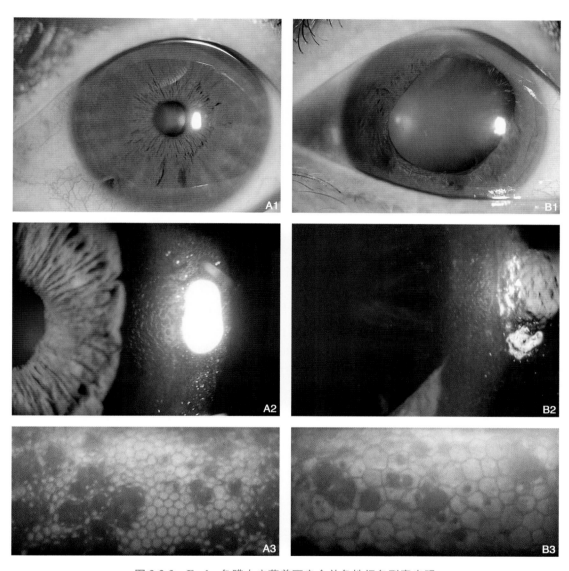

图 3-3-3 Fuchs 角膜内皮营养不良合并急性闭角型青光眼

A1：右眼为临床前期，7:30 方位周边虹膜可见激光孔；

B1：左眼为急性发作眼，虹膜节段性萎缩，瞳孔散大；

A2、B2：双眼角膜后表面大量向后突起的滴状赘疣；

A3：右眼角膜内皮细胞间有暗区形成，且暗区遮挡细胞边界；

B3：左眼角膜内皮细胞数明显减少（与急性发作有关），细胞间有暗区并遮挡细胞边界。

* Fuchs 角膜内皮营养不良合并青光眼应与 ICE 综合征鉴别，后者为单眼发病，角膜内皮镜检查有特征性的 ICE 细胞（参见图 3-1-12）

第四章　虹膜疾病与青光眼

第一节　色素播散综合征与色素性青光眼

引起色素播散的公认机制是机械性摩擦理论:中周部及周边部虹膜后凹,虹膜后表面的色素上皮与晶状体悬韧带、晶状体囊和睫状突相接触,发生机械性摩擦,虹膜色素脱落并随房水循环播散,当合并眼压升高或青光眼损害时称为色素性青光眼(pigmentary glaucoma),无眼压升高及青光眼视神经、视野损害时称为色素播散综合征(pigment Dispersion Syndrome,PDS)。虹膜后凹的起因由"反向瞳孔阻滞"理论得以解释:房水逆压力梯度从后房流入前房,液流动力可能来源于眼球运动(如眨眼)或调节时周边虹膜的运动。由于虹膜-晶状体隔存在单向阀门作用,房水一旦进入前房就不能再流回后房,使前房压力高于后房,进而发生周边虹膜后凹。

【临床表现】 双眼发病,伴轻、中度近视,多见于年轻患者,男性多于女性。Krukenberg梭、房角浓密色素沉着是本病的典型体征(图4-1-1～4)。

1. 角膜表现:Krukenberg梭是典型的色素播散表现,色素在角膜中央后表面形成垂直的梭形色素沉着,但并不是所有患者都有此征,大多数患者表现为角膜后不同程度的色素性KP。

2. 前房:前房深,可见浮游的色素颗粒。

3. 虹膜:①周边虹膜后凹:由于前房深,并且后凹位置在周边部,所以在裂隙灯下并非十分突出,需要仔细检查才能发现,UBM检查较容易发现。②虹膜透照试验阳性在白种人患眼中是最具有诊断价值的临床体征,但在黑人及中国人由于虹膜基质厚,所以此体征并不明显。

4. 晶状体:晶状体前囊、后囊、悬韧带均有色素沉着。色素播散严重者在玻璃体前界膜和晶状体后囊之间可以有大量的色素沉积。色素沉积在晶状体韧带后囊附着处称为Zentmayer环或Scheie线,色素沉积在晶状体悬韧带上称为Wieger线。

5. 房角:房角开放,全周有浓密、均匀的深棕色素沉着是本病的显著特点,并且色素沉着区域仅局限于功能部小梁网和Schwalbe线,而非功能部小梁网则没有色素沉着。

6. 其他:视网膜变性、裂孔及脱离的发生率较正常人群高。

【诊断要点】 ①年轻患者,轻、中度近视眼,双眼发病;②房角有大量、均匀的深棕色素沉着;③角膜后色素性沉着物、晶状体悬韧带等处的色素沉着;④没有眼外伤、晶状体半脱位等继发因素;⑤如果眼压升高则诊断为色素性青光眼,如果眼压不高则诊断为色素播散综合征。

【鉴别诊断】

1. 剥脱综合征:剥脱综合征为年龄相关性疾病,老年发病,房角可有较多色素沉着,但分布不均匀。瞳孔缘、晶状体前囊的灰白色沉着物为本病特征性表现(详见第五章第一节)。

2. 原发性开角型青光眼:部分色素性青光眼患者角膜后色素较少,不仔细查找容易遗漏,因而常误诊为 POAG,前房角镜检查是鉴别两者的关键,色素性青光眼房角可见致密、均匀的深棕色色素沉积在功能部小梁网和 Schwalbe 线上,POAG 房角表现正常。合并高度近视眼的 POAG,也常伴有明显的虹膜后凹,但其后凹部位多位于中周部,通常不会造成色素播散(详见第1章)。

3. 葡萄膜炎:反复发作的葡萄膜炎可导致房角色素增多,与色素性青光眼有类似之处。但前者在炎症活动期前房以炎性细胞居多,而后者前房内均为棕色的色素颗粒;前者角膜后KP 为大小不一的棕、灰色,而后者均为棕色;前者的房角色素 2~3 级,不均匀,而后者色素为 3~4 级,均匀浓密,并伴周边虹膜后凹。

4. 其他:眼前节色素播散明显的疾病还可见于眼外伤,虹膜、睫状体黑色素细胞瘤(见第十章第二节)或黑色素瘤,内眼手术后等。这些疾病导致的房角色素沉着通常数量较多,非功能部小梁网也有浓密色素沉着,且分布不均匀;而色素性青光眼的色素均匀分布于功能部小梁网和 Schwalbe 线。

（冯　波）

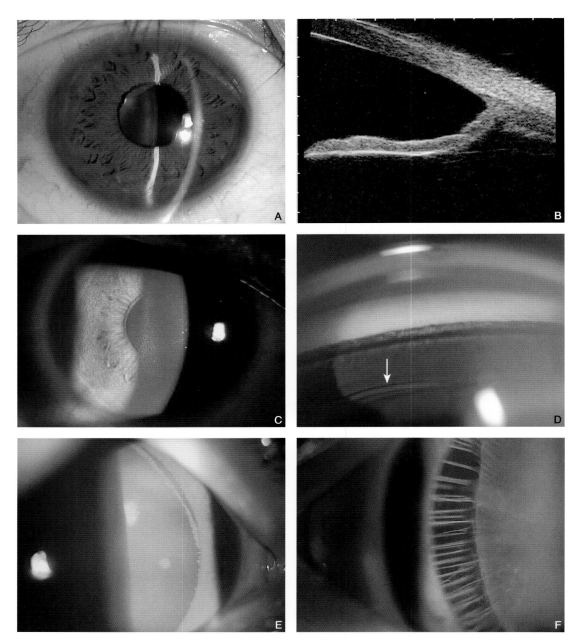

图 4-1-1 色素播散综合征的典型体征

A：前房深，周边部虹膜后凹；

B：UBM 显示周边虹膜后凹，虹膜与晶状体前囊、悬韧带接触面积增大；

C：大量色素在角膜中央后表面形成垂直的梭形色素沉着，称为 Krukenberg 梭；

D：房角镜检查房角开放，全周有浓密、均匀的深棕色色素沉着，且色素沉着限于功能部小梁网和 Schwalbe 线，而非功能部小梁网没有色素沉着。周边虹膜后凹形成折痕（箭头处）；

E：色素沉积在晶状体韧带后囊附止部称为 Zentmayer 环；

F：色素沉积在晶状体悬韧带上称为 Wieger 线（图片 C～F 由卿国平医师拍摄）

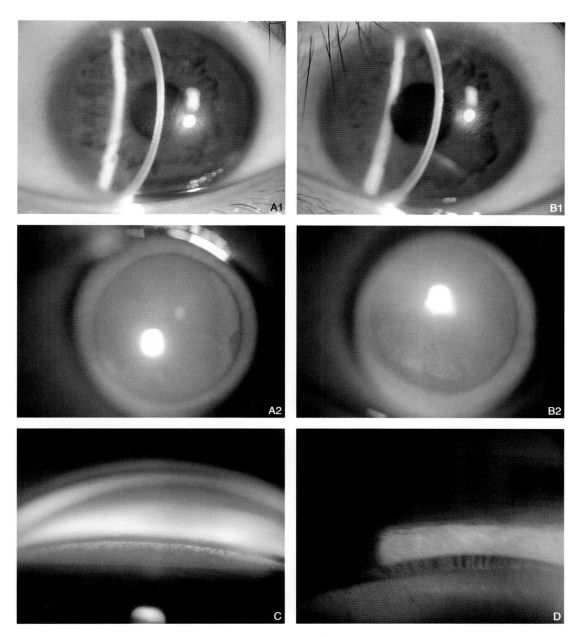

图 4-1-2　色素性青光眼

A1、B1：双眼眼压升高，前房深，角膜后 Krukenberg 梭；

A2、B2：双眼玻璃体前界膜和晶状体后囊之间大量的色素沉积；

C：房角大量浓密、均质的色素沉着；

D：晶状体悬韧带上大量色素沉着（Wieger 线）

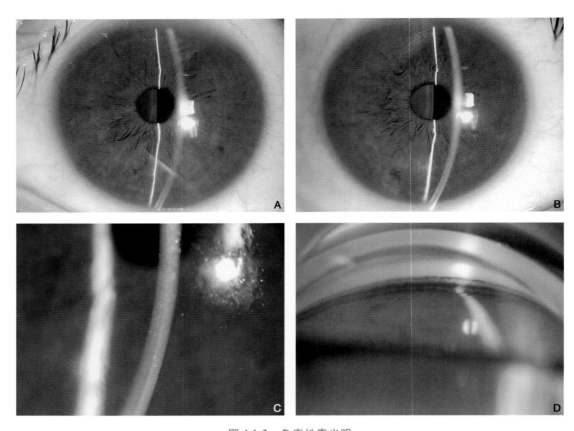

图 4-1-3 色素性青光眼

A、B:双眼使用毛果芸香碱滴眼液后虹膜后凹消失；

C:角膜后可见色素性 KP；

D:房角镜检查功能小梁网及 Schwalbe 线有致密色素沉着

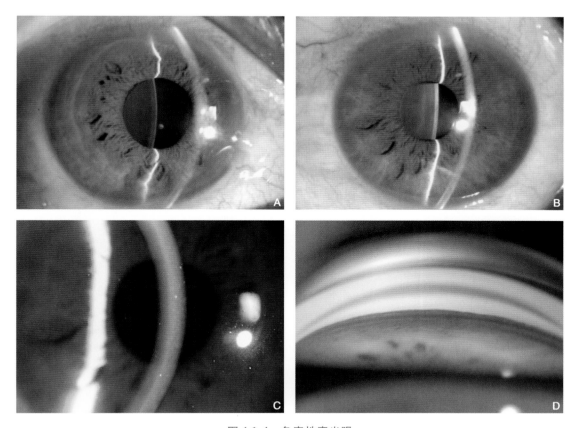

图 4-1-4 色素性青光眼

A、B：双眼前房深，中周部虹膜后凹；

C：角膜后散在少量色素，未形成 Krukenberg 梭；

D：房角镜检查功能部小梁网和 Schwalbe 线上可见浓密、均质的深棕色色素沉着。

* 色素性青光眼应与 POAG 鉴别，房角镜检查是鉴别关键（参见图 1-2）

第二节　虹膜、睫状体囊肿与青光眼

由于虹膜、睫状体囊肿位于虹膜后方，在 UBM 问世之前囊肿不易被发现。UBM 广泛应用于临床后，发现正常人眼也可有虹膜或睫状体囊肿存在。如果囊肿位于睫状沟，将虹膜根部向前推顶，可导致房角狭窄甚至关闭，从而继发青光眼。较小的囊肿一般不会对房角造成不良影响，而数量较多或体积较大的囊肿可继发慢性闭角型青光眼。

【临床表现】临床症状与虹膜高褶机制的原发性慢性闭角型青光眼相似，表现为慢性隐匿性眼压升高，多为双眼发病（图 4-2-1～5）。

1. 裂隙灯及房角镜检查：较大的虹膜、睫状体囊肿在裂隙灯下即可见到。小而多的囊肿在房角镜下表现为虹膜根部的波浪状改变，房角部分或全部关闭。

2. UBM：睫状沟有薄壁的泡状结构，虹膜根部被推顶向前，使房角狭窄甚至关闭。

3. 其他：中央前房深度正常，眼轴不短；眼压慢性进行性升高。

【诊断要点】　对于眼轴不短的慢性的闭角型青光眼,应考虑到虹膜、睫状体囊肿的可能,根据虹膜根部的局限隆起和 UBM 的典型表现,诊断并不困难。

【鉴别诊断】　原发性闭角型青光眼与虹膜、睫状体囊肿继发青光眼临床表现非常相似,但前者多有远视性屈光不正,眼轴偏短,前房较浅,房角镜下多为匍行性房角关闭,而后者可以眼轴正常,房角关闭呈波浪状。UBM 检查可以明确诊断。

（冯　波）

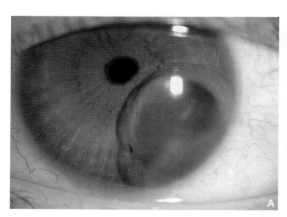 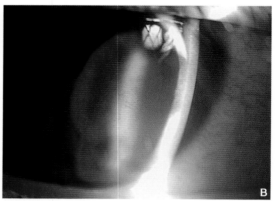

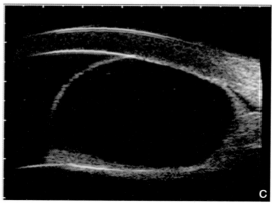

图 4-2-1　虹膜囊肿
A:前房内 3:00~6:00 虹膜表面巨大占位病变;
B:前房占位病变内容物为透明清亮液体;
C:UBM 显示前房内有薄壁的泡状结构,中央为低回声区

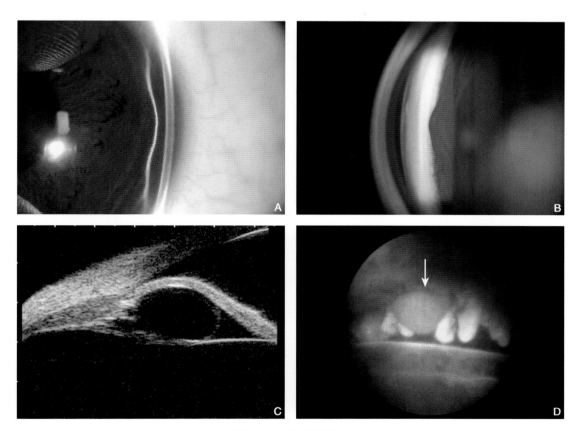

图 4-2-2　睫状体囊肿

A:周边虹膜波浪状隆起;

B:房角镜检查虹膜根部局限性隆起,相应部位房角关闭;

C:UBM 显示睫状沟有薄壁的泡状结构,虹膜根部被推顶向前,房角极窄;

D:内窥镜直视下可见虹膜根部与晶状体之间的睫状体囊肿(箭头处),囊肿两侧为睫状突

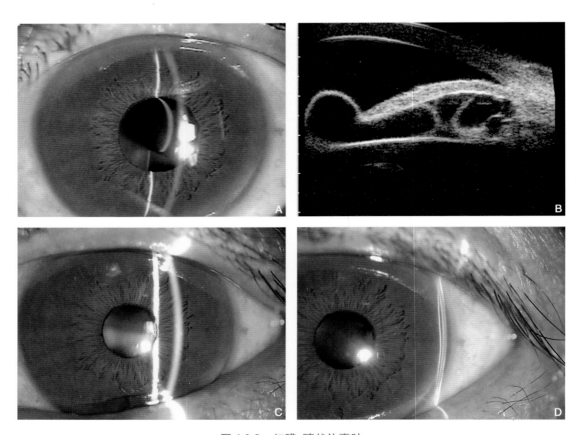

图 4-2-3 虹膜、睫状体囊肿

A:瞳孔区可见棕色隆起的占位性病变;

B:UBM 显示虹膜后多发囊肿,较大囊肿达瞳孔区,周边囊肿致房角关闭;

C:采用激光击穿瞳孔区囊肿囊壁,囊肿消退;

D:激光后瞳孔区囊肿消退,但周边囊肿存在导致周边虹膜波浪形隆起

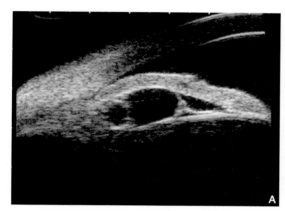
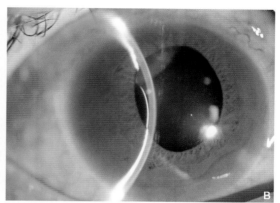
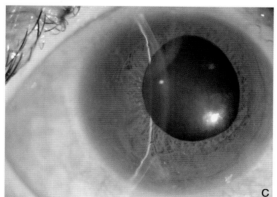

图 4-2-4 虹膜、睫状体囊肿继发青光眼

A:手术前 UBM 显示虹膜后多发囊肿;

B:滤过手术后发生浅前房,囊肿边缘自瞳孔区暴露;

C:随着前房加深,囊肿退回虹膜后方

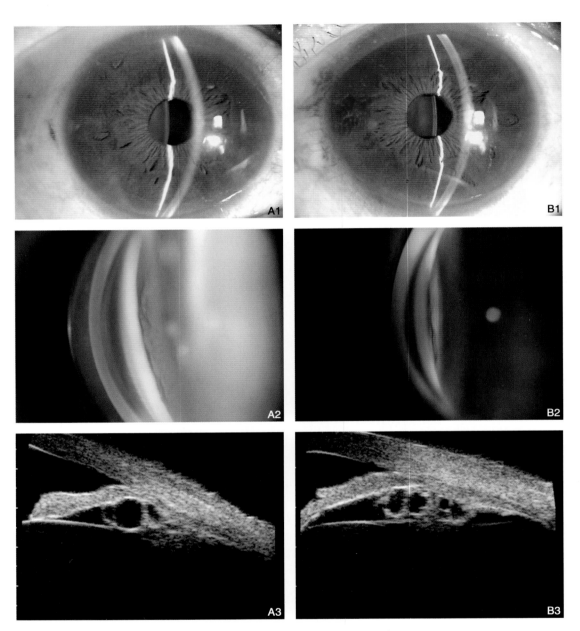

图 4-2-5   睫状体囊肿继发双眼慢性闭角型青光眼

A1、B1：双眼周边前房浅，虹膜、瞳孔正常；

A2、B2：双眼房角呈波浪状粘连关闭；

A3、B3：UBM 显示双眼全周多发睫状体囊肿、房角关闭。

* 睫状体囊肿继发青光眼应与原发性慢性闭角型青光眼鉴别，UBM 检查是鉴别关键（参见图 2-2-2）

第三节　虹膜劈裂症

虹膜劈裂症(iridoschisis)是年龄相关性眼病,通常60~70岁阶段出现,双眼发病。由于虹膜组织的退化,虹膜基质组织层间分离,并出现断裂,虹膜松散的劈裂组织漂浮于前房,可以向前与角膜接触导致角膜内皮细胞数目减少。约50%的患者伴有闭角型青光眼或开角型青光眼,前者可能是由于虹膜松弛,虹膜根部更容易向前贴附;而后者可能是由于脱落的色素和虹膜碎屑阻塞并损伤房角。

【临床表现】

1. 角膜:邻近虹膜劈裂部位的角膜可发生水肿,为松散的劈裂组织接触角膜内皮所致,常发生于基础前房较浅的患者。

2. 虹膜:劈裂程度轻者仅见虹膜轻度萎缩(图4-3-1),典型者在裂隙灯下可见薄片状或条索状的虹膜劈裂组织,断端漂浮于前房,浅前房者可与角膜内皮相贴,多位于下方象限(图4-3-2~3)。

3. 房角:房角可以为关闭或开放状态,色素增多。

【诊断要点】 老年患者,双眼发病,特征性的虹膜基质层分离及片状、条索状的虹膜组织断裂,可伴角膜内皮细胞数减少。

【鉴别诊断】 需要与虹膜溶解性疾病相鉴别:

1. ICE综合征:中青年患者多见,单眼发病,表现为虹膜萎缩,孔洞形成,无片状、条索状的虹膜断裂组织。角膜内皮镜检查可见特征性的ICE细胞(详见第三章第一节)。

2. Axenfeld-Rieger综合征:为先天性疾病,婴幼儿及青少年发病。虹膜孔洞形成,无片状、条索状的虹膜断裂组织(详见第十二章第一节)。

（冯　波）

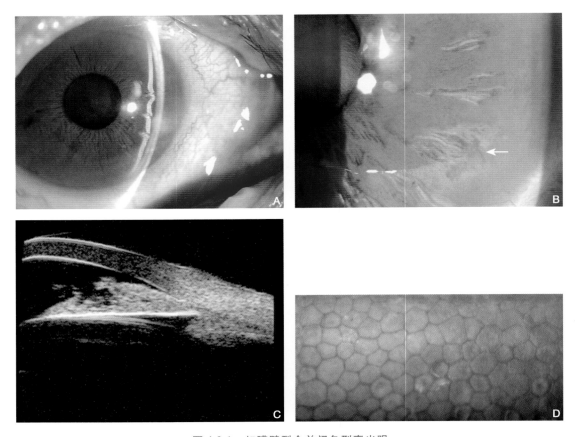

图 4-3-1　虹膜劈裂合并闭角型青光眼

A：虹膜轻度萎缩，前房较浅，晶状体明显混浊；

B：虹膜基质浅层萎缩、断裂，条状劈裂组织漂浮于前房（箭头处）；

C：UBM 显示虹膜基质组织层间分离，浅层组织断裂，松散的劈裂组织漂浮于前房；房角关闭；

D：角膜内皮细胞形态正常，胞体变大，数量减少。

　*虹膜劈裂合并闭角型青光眼应与 ICE 综合征鉴别，后者中青年、单眼发病，虹膜萎缩变薄，角膜内皮检查有 ICE 细胞（参见图 3-1-4）

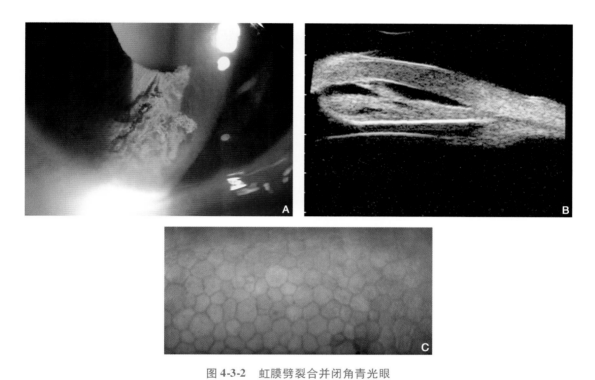

图 4-3-2 虹膜劈裂合并闭角青光眼

A：下方虹膜基质组织层间分离，浅层组织断裂，松散的劈裂组织漂浮于前房，晶状体混浊；
B：UBM 显示虹膜基质组织层间分离，虹膜劈裂断端漂浮于前房并接触角膜内皮，房角关闭；
C：角膜内皮细胞形态正常，胞体变大，数量减少

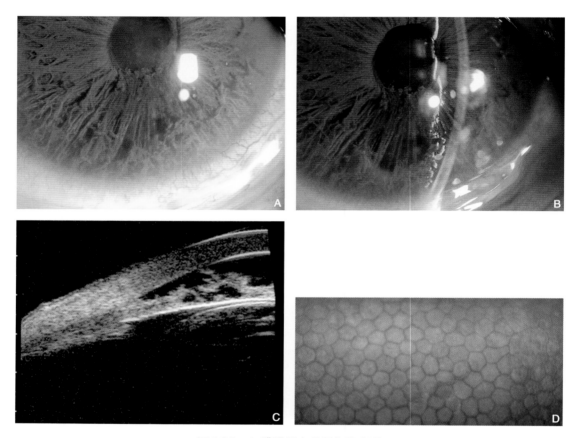

图 4-3-3　虹膜劈裂合并闭角青光眼

A：下方虹膜基质组织层间分离,浅层组织断裂,深层组织暴露,晶状体棕色混浊;

B：前房浅,松散的劈裂组织漂浮于前房;

C：UBM 显示虹膜劈裂处松散的虹膜组织接触角膜内皮,房角关闭;

D：角膜内皮细胞数目明显减少,细胞形态正常,胞体增大

第五章

晶状体疾病与青光眼

晶状体占据眼前节大部分空间,与多种类型青光眼有着密切关系。本章所述的6种与青光眼相关的晶状体疾病中,剥脱综合征的晶状体改变并不是引起青光眼的根本原因,而是同一病因导致了晶状体改变和青光眼两个结果;其他5种疾病,晶状体均是导致青光眼发生的直接原因,可以称为晶状体源性青光眼。

第一节 剥脱综合征

剥脱综合征(exfoliation syndrome)又称假性囊膜剥脱综合征(pseudoexfoliation syndrome),即囊膜并没有发生真正的剥脱,而是一些灰白碎屑沉积在晶状体囊膜表面。本病是一种广泛的基底膜疾病,其特征是灰白碎屑物质在晶状体前囊、瞳孔缘、虹膜、角膜内皮、悬韧带、睫状体和小梁网的沉积,这些碎屑沉积并不局限于眼球,也可发生在结膜、眼眶血管、甚至肺、肝、肾、皮肤及脑膜组织。约22%～50%的剥脱综合征伴发青光眼,其中大部分是由于小梁网上碎屑和色素沉积而继发的开角型青光眼,少数是由于晶状体悬韧带变松弛、晶状体前移而继发的闭角型青光眼。剥脱综合征为年龄相关性眼病,60岁以上老年人多见,可累及单眼或双眼,双眼发病者可相隔数年。

【临床表现】眼部表现为碎屑沉积和色素播散(图5-1-1)。

1. 角膜改变:角膜后部可有灰白碎屑和色素性KP,角膜内皮数量减少并伴有六角形细胞比例减少。

2. 虹膜、瞳孔表现:瞳孔通常可以看到细小的白色碎屑,瞳孔缘色素领皱褶部分或全部消失、脱色素,这是剥脱综合征特征性表现之一。国外报导虹膜变薄,透照试验阳性,其特点是邻近瞳孔括约肌的月蚀样透照缺损,许多患眼还可以有弥漫的中周部虹膜透照缺损,但国人极少有透照试验阳性者。

3. 晶状体前囊表现:晶状体的表现往往需要散瞳检查,晶状体前囊沉积物的典型形态可以分为三个区(图5-1-2～3):①中央盘:位于晶状体前表面的瞳孔区,通常呈均匀一致的改变,有时边缘也会有卷曲的薄膜样碎屑。当瞳孔较小时因看不到其边界而经常被忽略,20%以上的患眼没有中央盘区(图5-1-4～6)。②周边颗粒带:位于晶状体的外1/3区域,碎屑的沉积呈纤维状、颗粒状或细小薄片状,其边界为放射状不规则,所有患眼都有周边颗粒带。③中间透明带:位于晶状体中周部,由于虹膜运动活跃,碎屑难以沉积于该区域。透明带内可见到连于中央盘状区和周边部的桥状和突起状的碎屑沉积。

4. 睫状突与晶状体悬韧带:是最早有剥脱物沉积的眼内组织,晶状体悬韧带的变性可导致晶状体不全脱位。

5. 玻璃体:可有灰白碎屑沉积和色素沉着,但不易看到。

6. 房角:小梁网色素增多但不均匀,可达3级,偶尔可以看到灰白碎屑。房角可以呈宽角,也可因悬韧带松弛而呈窄角甚至关闭。

【诊断要点】 ①瞳孔缘色素领皱褶部分或全部消失,有细小的白色碎屑,这是具有提示性但很容易被忽略的体征;②散瞳后可见晶状体前囊沉积物;③房角色素沉着,也是具有重要提示作用的体征。

【鉴别诊断】

1. 真性囊膜剥脱:真性囊膜剥脱与剥脱综合征(假性囊膜剥脱综合征)在名称上易于混淆,但临床体征完全不同。真性囊膜剥脱最常见于热性白内障,如吹玻璃工人所患白内障,但很少引起青光眼。随着技术设备的改善和职业防护的加强,患病人群已明显减少。真性囊膜剥脱表现为晶状体前囊分裂为两层,前层囊膜薄片状卷曲(图5-1-7),卷曲的前层囊膜可与角膜相贴。在白内障手术撕囊时,撕去前层囊膜后,还要再将后层囊膜撕除。

2. 色素性青光眼:色素性青光眼的色素播散明显,也表现为角膜、房角及其他部位的色素沉着,但通常为年轻人患病,伴近视性屈光不正,房角色素沉着量多于剥脱综合征,且色素分布均匀致密(详见第四章第一节)。

3. 虹睫炎继发青光眼:瞳孔缘的白色机化膜有时与剥脱综合征十分相似,也有色素播散,但虹膜炎多有反复发作病史,常有虹膜前、后粘连,散瞳检查晶状体前囊无白色沉积物。

（冯　波）

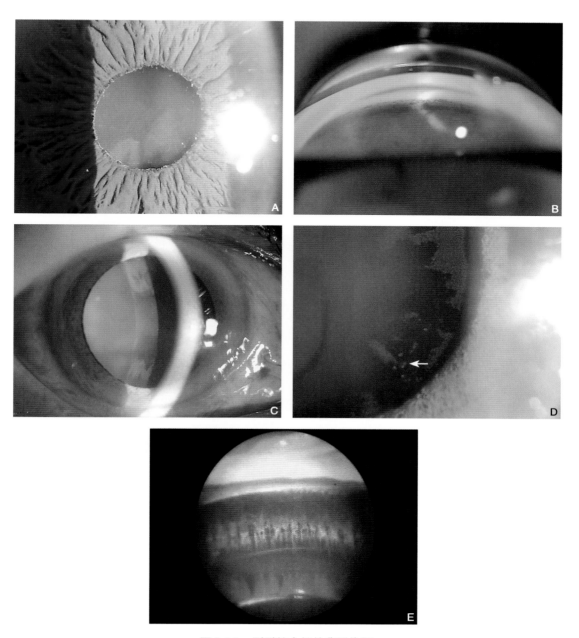

图 5-1-1 剥脱综合征的典型体征

A:瞳孔缘有大量灰白色碎屑,部分色素领消失,合并老年性白内障;

B:房角镜下房角开放,小梁网色素增多,色素颗粒粗大,分布不均匀;

C:散瞳后晶状体前囊可见"中央盘"、"中间透明带"及"周边颗粒带";

D:周边颗粒带碎屑间有播散的棕色色素沉着(箭头处);

E:内窥镜下可见到睫状突及晶状体悬韧带上有大量白色碎屑沉积

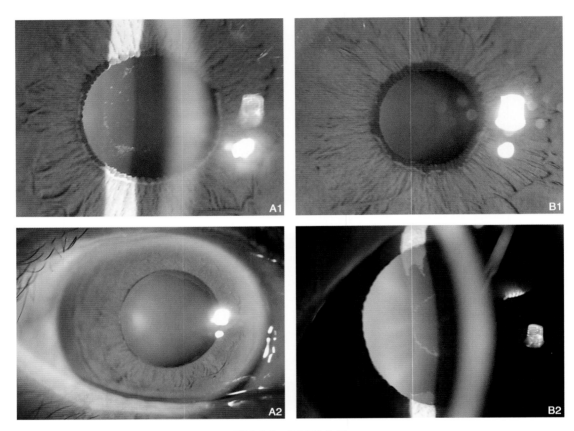

图 5-1-2　剥脱综合征

A1：右眼瞳孔缘有大量灰白色碎屑，部分色素领消失，晶状体前囊见不完整的"中央盘"；

A2：右眼瞳孔中等散大，暴露晶状体前囊"周边颗粒带"；

B1：左眼瞳孔缘色素领皱褶部分消失，瞳孔缘并无白色碎屑，"中央盘"不明显；

B2：左眼瞳孔散大后，晶状体前囊"中央盘"、"中间透明带"及"周边颗粒带"清晰可见

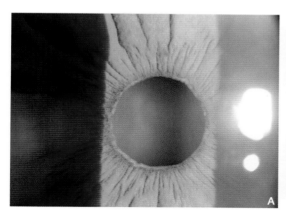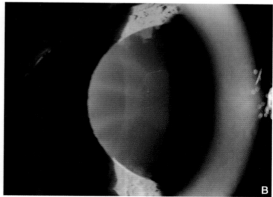

图 5-1-3　剥脱综合征

A:瞳孔缘色素领已全部消失,瞳孔缘全周机化物形成;

B:瞳孔散大后,可见晶状体前囊"中央盘"、"中间透明带"及"周边颗粒带"

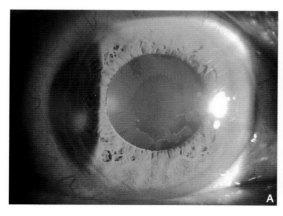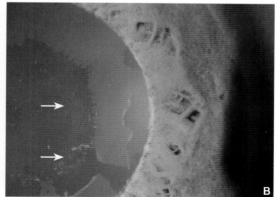

图 5-1-4　剥脱综合征

A、B:瞳孔中度散大,瞳孔缘全周机化物形成,晶状体前囊并无"中央盘",而"中央透明带"有粗大色素沉着(箭头处),"周边颗粒带"碎屑呈薄膜状

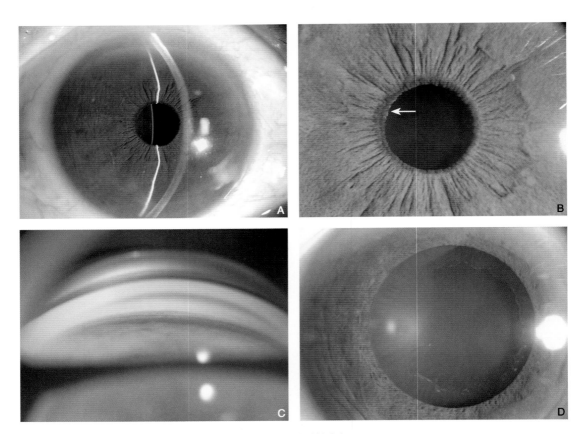

图 5-1-5 剥脱综合征

A:瞳孔圆,瞳孔缘并无明显异常;

B:高倍显微镜下,9:00～10:00 瞳孔缘极细小白色碎屑(箭头处);

C:房角开放,有不均匀色素沉积;

D:散瞳后晶状体前囊周边有白色碎屑状沉积物,晶状体前囊无"中央盘"

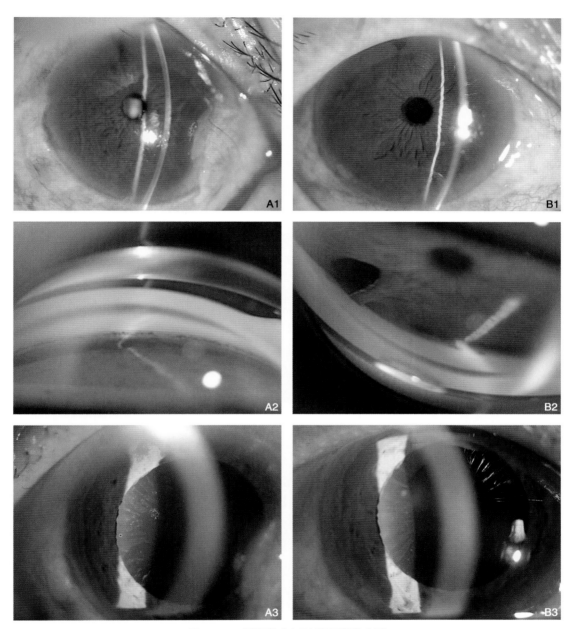

图 5-1-6 剥脱综合征继发双眼青光眼

曾被诊为双眼 POAG,行双眼小梁切除术。

A1、B1:双眼前房中深,上方周切口,瞳孔缘无明显灰白色碎屑,部分瞳孔缘色素领消失;

A2、B2:双眼房角开放,小梁网色素增多但不均匀;

A3、B3:双眼散瞳后可见白色碎屑呈放射状沉积于晶状体前囊周边部,晶状体前囊无"中央盘",右眼伴色素沉着。

* 剥脱综合征继发青光眼应与 POAG 鉴别,前者多发于老年患者,房角色素增加,散瞳后晶状体前囊有灰白色碎屑沉积,可伴有色素播散。

* 剥脱综合征继发青光眼应与色素性青光眼鉴别,两者房角色素密度、分布不同,发病年龄不同,散瞳检查可确诊(参见图 4-1-4)

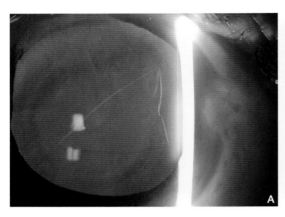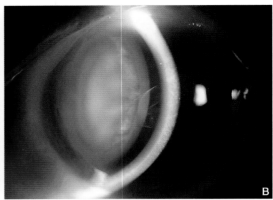

图 5-1-7 真性囊膜剥脱

A：晶状体前囊中央可见透明膜状物，边缘卷起；

B：透明膜状物边缘卷起并漂浮于前房中，晶状体混浊

第二节 晶状体脱位继发青光眼

晶状体脱位可分为晶状体全脱位和晶状体不全（半）脱位。在狭小的眼前节空间里，晶状体位置的任何异常都可导致继发性青光眼。

晶状体脱位的病因可归纳为：外伤（参见第八章第三节）、先天异常（Marfan 综合征、Marchesani 综合征等，参见第十二章第五、六节）、悬韧带脆弱及部分断裂（慢性葡萄膜炎、高度近视、剥脱综合征、过熟期白内障、视网膜色素变性等）、自发性脱位等。

晶状体脱位导致青光眼的发病机制主要包括①瞳孔阻滞：晶状体向前移位导致前房明显变浅，晶状体与瞳孔之间的阻滞力明显增加，患者在长时间低头时更易发生眼压急剧升高。当晶状体完全脱入前房时，如果前房较浅，晶状体与瞳孔之间会有反向（即向后的）瞳孔阻滞，晶状体嵌顿于瞳孔区；当玻璃体嵌顿于瞳孔区时则会发生玻璃体与瞳孔的阻滞；②外伤直接导致的房角损伤；③合并房角先天发育异常；④其他：炎症引起的房角粘连等。

【临床表现】

1. 晶状体位置变化：晶状体全脱位是显而易见的，可以脱入玻璃体腔、前房或嵌顿于瞳孔区，外伤患眼甚至可以脱出到结膜下甚至眼外。晶状体不全脱位明显时，可以看到晶状体中心偏离瞳孔区，散瞳后可见晶状体赤道部，并且由于失去了悬韧带的牵拉，本应为锯齿状的晶状体赤道部变得光滑。晶状体前表面曲率增加。晶状体轻度不全脱位时，只能通过其他体征或通过 UBM 辅助判断（图 5-2-1 ~ 5）。

2. 晶状体-虹膜隔震颤：虹膜失去晶状体的支撑而发生震颤。在眼球从运动到停止的瞬间，更容易发现轻微的晶状体-虹膜隔震颤。

3. 前房深度变化：在裂隙灯下仔细观察，可发现前房各象限深度不等以及双眼前房深度不等。

4. 继发青光眼:急性眼压升高可表现出相应的眼部体征,如角膜水肿、晶状体"青光眼斑"、瞳孔竖椭圆形散大、虹膜节段性萎缩等,也有部分患者表现为慢性眼压升高。

5. 其他原发病体征:如外伤的相应体征(详见第八章第三、四节)及先天异常患者的全身体征(详见第十二章第五、六节)等。

【诊断要点】 对于晶状体全脱位或明显的不全脱位,诊断并不困难,但对于轻微的晶状体不全脱位,诊断要点如下:①患眼多有眼外伤史,但眼外伤史不是诊断的必需条件;②患眼前房各象限深度不等或双眼前房深度不等;③虹膜震颤;④UBM 检查有助于诊断,但 UBM检查未见异常也不能完全排除晶状体不全脱位。

【鉴别诊断】 晶状体不全脱位继发闭角青光眼须与急性闭角型青光眼急性发作期相鉴别,二者的症状和体征极为相似,但治疗方法却不同。鉴别要点:①仔细比较,患眼前房各象限深度不等或双眼前房深度不等;②缩瞳治疗后眼压不降反而升高;③UBM 检查不同方位睫状突与晶状体赤道部距离不等。

(冯 波)

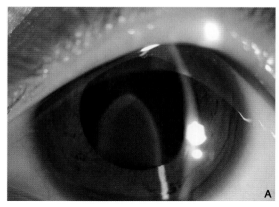 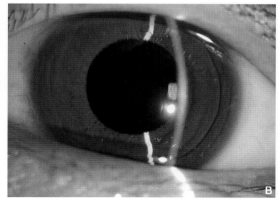

图 5-2-1 晶状体脱位
A:右眼晶状体半脱位,晶状体向下方脱位,瞳孔区可见晶状体赤道部;
B:左眼晶状体全脱位,晶状体坠入玻璃体腔,瞳孔区未见晶状体

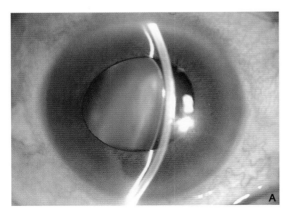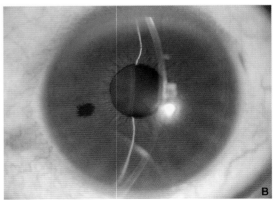

图 5-2-2 晶状体不全脱位继发青光眼

A：右眼急性眼压升高，睫状充血、前房较左眼明显变浅、虹膜节段萎缩，晶状体明显前倾；

B：左眼为健眼，前房偏浅

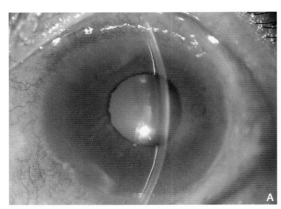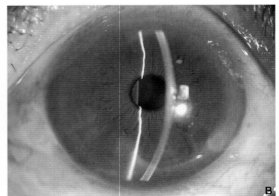

图 5-2-3 晶状体不全脱位继发青光眼

A：右眼急性眼压升高，混合充血，角膜水肿，晶状体虹膜隔前移，前房极浅，虹膜震颤阳性；

B：左眼为健眼，前房深度正常。

* 晶状体不全脱位继发青光眼与急性闭角型青光眼鉴别要点：前者双眼前房深度不一致，虹膜震颤阳性（参见图 2-1-1）

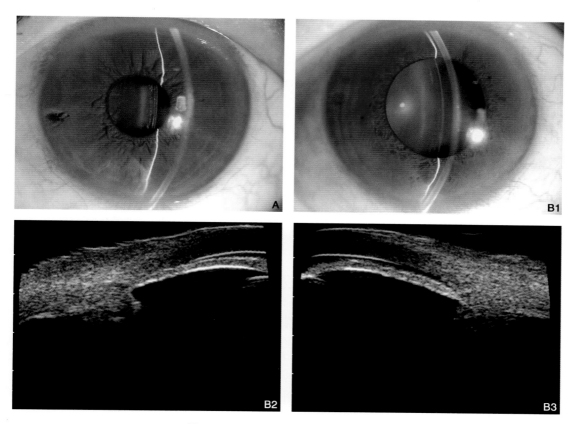

图 5-2-4　晶状体不全脱位继发青光眼

曾被误诊为双眼慢性闭角型青光眼,行双眼激光周边虹膜切除术。

A:右眼为健眼,前房深度正常;9:00 周边虹膜激光孔;

B1:左眼前房较右眼明显变浅,虹膜震颤阳性,9:00 周边虹膜激光孔;

B2、B3:UBM 显示左眼不同方位晶状体赤道部与睫状突距离不等,前房极浅,房角关闭。

　*晶状体不全脱位继发青光眼与慢性闭角型青光眼鉴别要点:前者双眼前房深度不一致,虹膜震颤阳性,UBM 检查有助于诊断(参见图 2-2-2)

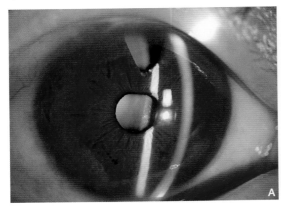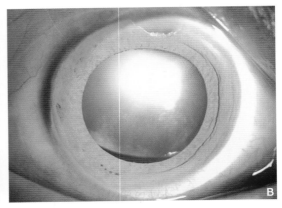

图 5-2-5   晶状体不全脱位继发青光眼

曾被误诊为原发性开角性青光眼,行小梁切除术。

A:前房较深,晶状体中心偏离瞳孔区中央,虹膜震颤阳性;

B:散瞳后可见下方晶状体赤道部、晶状体向上移位。

* 晶状体不全脱位继发青光眼与原发性开角型青光眼鉴别要点:前者虹膜震颤阳性,散瞳检查可见晶状体悬韧带断裂的区域,UBM 有助于诊断

第三节   膨胀期白内障继发青光眼

膨胀期老年性白内障继发青光眼是由于晶状体形态改变所导致的闭角型青光眼。皮质型白内障逐渐发展,皮质完全混浊并吸收较多水分,晶状体体积明显增大,晶状体与虹膜的接触面积加大,瞳孔阻滞力增加,导致前房进一步变浅、房角关闭,出现类似于急性闭角型青光眼急性发作的临床表现。

【临床表现】

1. 眼压急性升高的眼部体征:发病眼的临床表现与急性闭角型青光眼急性发作期体征几乎相同,包括球结膜混合充血、角膜上皮雾状水肿、色素性 KP、瞳孔散大、虹膜节段性萎缩、房角关闭等。急性高眼压及晶状体膨胀接触角膜,可加重角膜内皮损伤、基质水肿。

2. 晶状体:膨胀期白内障表现为皮质严重水裂,晶状体厚度明显增加(图 5-3-1 ~ 4)。

3. 前房深度:膨胀期白内障继发青光眼的患者基础前房一般浅于正常人。发病眼前房深度浅于对侧眼,甚至前房消失。

【诊断要点】 根据晶状体混浊、膨胀,前房变浅及眼压升高等表现,诊断并不困难。

【鉴别诊断】

1. 急性闭角型青光眼:两者均为急性眼压升高,但膨胀期白内障继发青光眼多为单眼发病,患眼发作前已有较长时间视力下降,发病眼前房浅于对侧眼,白内障呈典型膨胀期表现;而急性闭角型青光眼具有双眼浅前房窄房角的解剖特征,发作眼在急性发作前多有轻度眼胀、虹视等前驱期表现,晶状体混浊多表现为"青光眼斑"(详见第二章第一节)。

2. 睫状环阻滞性青光眼:本病也可表现为眼压升高、前房进行性变浅,但多为闭角型青光眼患者行抗青光眼手术后发生或频繁使用缩瞳剂后发生,病程较短者晶状体混浊

进展不明显,与对侧眼相比混浊程度差别不大;病程长者患眼晶状体混浊程度可明显重于对侧眼。UBM可见睫状体肿胀、睫状突与晶状体赤道部相贴。而膨胀期白内障继发青光眼双眼晶状体混浊的程度往往不一致,发作眼白内障符合膨胀期特征(皮质肿胀、大量水裂)。

（冯　波）

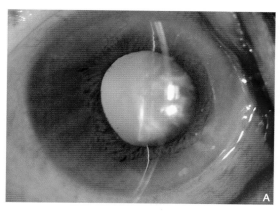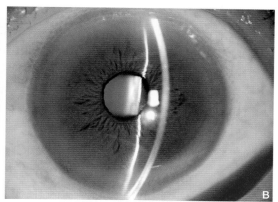

图 5-3-1　老年性白内障膨胀期继发青光眼

A:右眼眼压急剧升高,药物降低眼压后角膜清亮、前房普遍性变浅、瞳孔中度散大、虹膜节段性萎缩、晶状体混浊肿胀,皮质大量水裂;

B:左眼晶状体皮质轻度混浊,前房稍浅。

*膨胀期白内障继发青光眼应与急性闭角型青光眼鉴别,前者前房较对侧眼更浅,晶状体皮质肿胀、大量水裂(参见图 2-1-1)

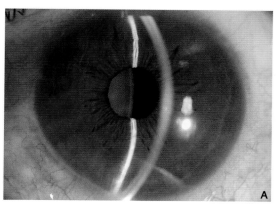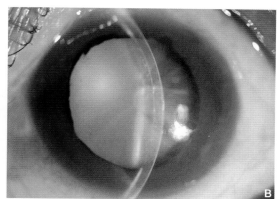

图 5-3-2　白内障膨胀期继发青光眼

A:右眼晶状体轻度混浊,前房稍浅;

B:左眼晶状体混浊、肿胀,晶状体前囊膜与角膜接触,前房消失。

*白内障膨胀期继发青光眼应与睫状环阻滞性青光眼鉴别,后者有手术或使用缩瞳剂的病史,晶状体位置前移,UBM检查有助于鉴别(参见图 13-1-8)

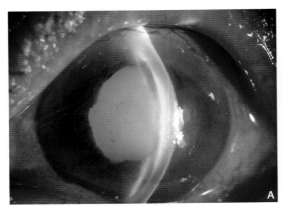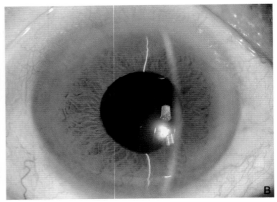

图 5-3-3   老年性白内障膨胀期继发青光眼

A:右眼眼压 60mmHg,混合充血、角膜上皮水肿,中央角膜基质水肿、内皮混浊、前房普遍性变浅、瞳孔散大且部分后粘连、虹膜节段性萎缩、晶状体全混浊伴肿胀;

B:左眼白内障摘除术后人工晶状体眼,前房深

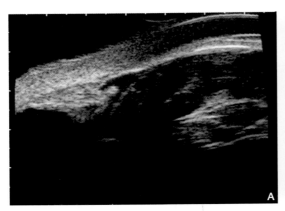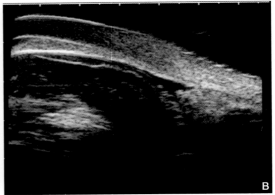

图 5-3-4   白内障膨胀期继发青光眼的 UBM 特点

A、B:晶状体变厚、膨胀、回声不均匀,晶状体顶压虹膜与角膜相贴,房角关闭,但后房尚存

第四节   晶状体溶解性青光眼

晶状体溶解性青光眼发生于过熟期白内障,其前提条件有两个,一是晶状体皮质发生液化,晶状体皮质细胞破裂,晶状体蛋白溢出于细胞外;另一前提条件是晶状体囊过于老化,通透性发生改变,对大分子晶状体蛋白异常通透。溢入前房的大分子晶状体蛋白以及吞噬晶状体蛋白后变为球形巨噬细胞阻塞房水流出通道,导致眼压骤然升高从而继发开角型青光眼。

【临床表现】多为单眼发病,急性眼红、眼痛。患眼在发病前已有数月或数年视力逐渐下降,就诊时视力通常已低至光感。眼压急剧升高,可超过 80mmHg,但极少出现急性闭角型青光眼所表现的虹膜缺血坏死、前房色素颗粒漂浮、角膜后色素性 KP 和瞳孔竖椭圆形等改变。

1. 高眼压表现：结膜混合充血、角膜上皮雾状水肿、瞳孔轻、中度散大、对光反应迟钝但仍存在。

2. 前房：前房深度通常比正常眼深，房水闪光强阳性，前房漂浮大量白色或黄褐色沉积物、彩色结晶颗粒（氧化钙和胆固醇结晶），这是该病的特征性改变（图5-4-1）。白色团状物质漂浮于前房并可沉积于角膜后表面及晶状体前囊表面，有时可出现类似于前房积脓的表现（图5-4-2）。

3. 晶状体：晶状体皮质液化、核棕色下沉，囊膜出现钙化和皱缩。前囊表面还可见白色或黄褐色斑点（图5-4-3）。

4. 房角：通常表现为房角开放，虹膜根部、房角隐窝、小梁网上有白色、黄褐色的点、片状物质沉着，没有周边虹膜前粘连。

【诊断要点】 视力逐渐下降及突然眼红、眼痛病史；晶状体表现为过熟期白内障；前房内漂浮大量白色、黄褐色的沉积物和彩色结晶颗粒。

【鉴别诊断】

1. 急性眼压升高的疾病

（1）急性闭角型青光眼：前房浅，瞳孔呈竖椭圆形散大且对光反应消失，房角关闭。

（2）膨胀期白内障继发青光眼：晶状体混浊、肿胀，前房浅，房角关闭。

2. 晶状体皮质过敏性青光眼：晶状体过敏性青光眼和晶状体溶解性青光眼都与晶状体皮质和晶状体蛋白有关，从概念上很容易混淆。前者是慢性肉芽肿性葡萄膜炎，表现为角膜后沉着物、虹膜纹理不清、瞳孔缩小等；而晶状体溶解性青光眼没有明显的炎症表现（参见本章第六节）。

（冯　波）

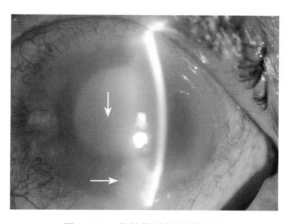

图5-4-1　晶状体溶解性青光眼

结膜混合充血、角膜雾状水肿、瞳孔中度散大、前房深、房水闪光强阳性，无KP，前房下方漂浮棉絮状白色晶状体皮质（箭头处），棕色的晶状体核向下沉（箭头处）。

*晶状体溶解性青光眼应与晶状体过敏性青光眼鉴别，前者急性起病，无KP、瞳孔缩小等炎症表现；后者为慢性、肉芽肿性葡萄膜炎继发青光眼（参见图5-6-2）

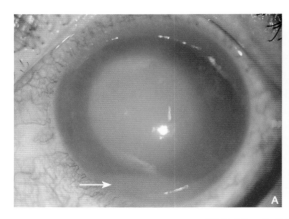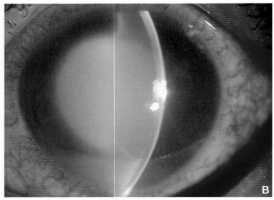

图 5-4-2　晶状体溶解性青光眼

A:结膜混合充血、角膜雾状水肿、瞳孔中度散大、晶状体完全灰白色混浊,前房下方白色漂浮物沉积,表现为假性前房积脓(箭头处);

B:角膜上皮雾状水肿,前房深,房水闪光强阳性,隐见晶状体核下沉。

* 晶状体溶解性青光眼应与膨胀期白内障继发青光眼鉴别,前者前房深,房水闪光强阳性,晶状体核下沉;后者前房浅,晶状体肿胀(参见图 5-3-3)

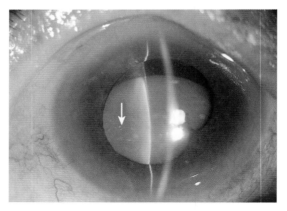

图 5-4-3　晶状体溶解性青光眼

皮质自行吸收后眼压降至正常,角膜恢复清亮,棕色的晶状体核呈下沉状,前囊表面可见白色钙化斑点(箭头处)

第五节　晶状体颗粒性青光眼

本病又称晶状体皮质残留性青光眼。在晶状体摘除或晶状体穿通伤时,如果发生晶状体皮质残留于前房,皮质液化分解成颗粒物质阻塞房角,导致眼压升高;同时颗粒物质还可引发急性炎症反应,后期由于虹膜前、后粘连可以导致葡萄膜炎继发性青光眼(图 5-5-1)。

【临床表现】

1. 眼压升高:通常在外伤或手术后短时间内眼压升高。

2. 角膜:角膜上皮水肿程度与眼压水平相关,角膜基质水肿及后弹力层皱褶与手术或外伤等有关。

3. 前房:前房深,晶状体皮质残留,眼压升高的程度与皮质残留量密切相关。房水闪光阳性。

4. 虹膜及瞳孔:在颗粒性青光眼早期阶段,虹膜及瞳孔没有特殊改变;如果病程较长可继发葡萄膜炎症,导致虹膜前、后粘连,瞳孔膜闭。

5. 房角:病程初期房角为开放宽角,有时可见皮质碎屑。如果病程较长,炎症反应可致房角粘连性关闭。

【诊断要点】有白内障手术或晶状体穿通伤病史,短时间内眼压升高,前房内残留晶状体皮质,皮质的量与眼压升高程度相关。

【鉴别诊断】晶状体颗粒性青光眼应与晶状体过敏性青光眼相鉴别。鉴别要点:前者急性起病,眼压升高程度与前房内皮质碎屑残留量有关;而后者起病相对较缓,是慢性、肉芽肿性葡萄膜炎。某些患眼皮质残留后早期发生颗粒性青光眼,以后逐渐发生慢性肉芽肿性葡萄膜炎合并高眼压,即转变为晶状体过敏性青光眼。

（冯　波）

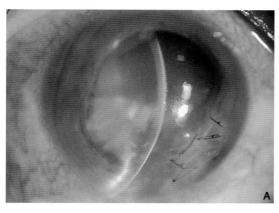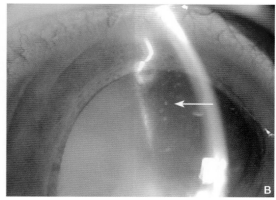

图 5-5-1　晶状体颗粒性青光眼

A:角膜穿通伤后眼压升高,角膜上皮雾状水肿,晶状体皮质自前囊破裂处溢出至前房;

B:房水闪光阳性,颗粒样皮质漂浮于房水中(箭头处)。

*晶状体颗粒性青光眼应与晶状体过敏性青光眼鉴别,前者炎症反应轻微,后者为慢性、肉芽肿性葡萄膜炎继发青光眼(参见图 5-6-2)

第六节　晶状体过敏性青光眼

晶状体过敏性青光眼是一种少见的、以葡萄膜炎为基础的晶状体源性青光眼。由于个体对晶状体蛋白超敏,当晶状体囊膜破裂或通透性发生改变、晶状体皮质暴露时,机体对自身晶状体蛋白发生免疫反应;当晶状体与玻璃体裹挟在一起,尤其是当晶状体核与玻璃体接触后,更容易触发这种免疫反应;这种自身免疫反应表现为慢性、肉芽肿性葡萄膜炎。

【临床表现】多有晶状体穿通伤或白内障摘除手术史,此后经过一定时间的潜伏期(24

小时~14天),出现慢性、肉芽肿性葡萄膜炎反应。过熟期白内障也可引发晶状体过敏性青光眼(图5-6-1~2)。

1. 结膜:充血水肿。

2. 角膜:眼压明显升高时发生角膜上皮水肿,炎症及手术创伤可导致角膜后弹力层皱褶,大量羊脂状KP。

3. 前房:房水闪辉阳性,大量浮游细胞及晶状体皮质,皮质周围的炎症反应最重。前房有玻璃体时,玻璃体常与晶状体皮质裹挟在一起。

4. 虹膜及瞳孔:虹膜水肿、纹理不清,发生前、后粘连,晚期出现新生血管。瞳孔缩小、不易散大,或后粘连于残存的晶状体囊。

5. 晶状体和玻璃体:晶状体不完整,前房或玻璃体内残存晶状体皮质,玻璃体也有炎症反应,使眼底反光呈黄色。

6. 对侧眼:对侧眼在接受白内障摘除手术后也会发生相同的葡萄膜炎反应。

7. 眼压升高

【诊断要点】有白内障或白内障手术或晶状体穿通伤病史,经过一段时间后眼压升高;慢性肉芽肿性炎症表现;前房内残留晶状体皮质,炎症反应与皮质密切相关。房水细胞学检查发现淋巴细胞和巨噬细胞有助于该病诊断。

【鉴别诊断】

1. 交感性眼炎:交感性眼炎也发生在外伤或手术后,是对自体葡萄膜蛋白发生免疫反应,同样表现为非感染性、慢性肉芽肿性葡萄膜炎。但交感性眼炎是发生在伤眼或术眼的对侧眼,而晶状体皮质过敏通常是发生在同侧;交感性眼炎表现为全葡萄膜炎症,并可伴有全身症状,预后差,而晶状体过敏多只限于前葡萄膜炎症。

2. 晶状体溶解性青光眼:起病急,炎症反应轻,主要是大颗粒物质机械性阻塞房角,及早摘除晶状体可以治愈。

3. 晶状体颗粒性青光眼:起病急,眼压升高的程度与皮质的量密切相关;葡萄膜炎反应轻。

(冯　波)

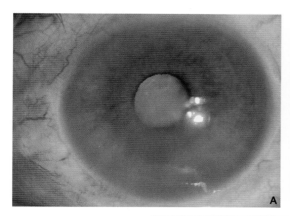 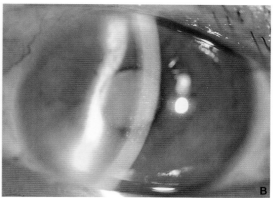

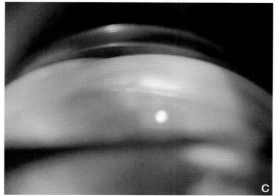

图 5-6-1 过熟期白内障继发晶状体过敏性青光眼

A:眼压升高,结膜充血,角膜上皮水肿,虹膜纹理不清,瞳孔较小;

B:角膜后大量羊脂状 KP,房水闪辉阳性,大量浮游细胞;

C:房角镜检查房角开放

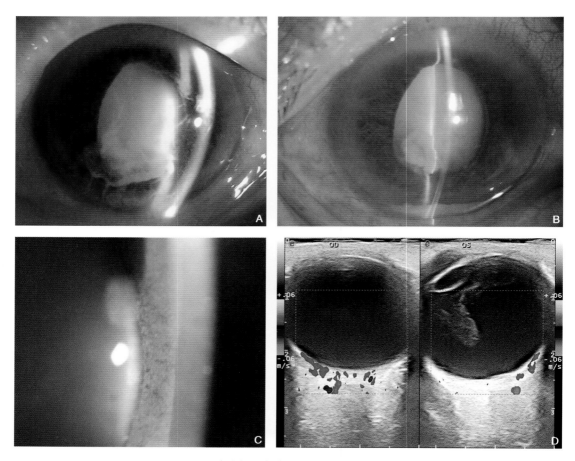

图 5-6-2　过熟期白内障继发晶状体过敏性青光眼

瞳孔散大为阿托品点眼所致,治疗前瞳孔小且伴后粘连。

A:角膜后大量羊脂状 KP,房水闪辉阳性,前房大量浮游细胞及炎性渗出,晶状体核下沉;

B:降眼压及抗炎治疗后,瞳孔区仍有致密团状渗出,下方前房积脓;

C:虹膜纹理不清,瞳孔缘出现新生血管;

D:彩色超声多普勒检查显示患眼前玻璃体团状中高回声。

*晶状体过敏性青光眼应与晶状体溶解性青光眼鉴别,两者均为过熟期白内障导致,前者有明显的葡萄膜炎表现,尤其是皮质周围的炎症反应较重,而后者炎症反应较轻(参见图 5-4-1)

第六章 玻璃体视网膜疾病与青光眼

第一节 新生血管性青光眼

新生血管性青光眼(neovascular glaucoma,NVG)多见于视网膜缺血性疾病发生之后,如糖尿病视网膜病变(diabetic retinopathy,DR)、视网膜中央静脉阻塞(central retinal vein occlusion,CRVO)、颈动脉阻塞,也可见于无脉症、巨细胞动脉炎、颈动脉海绵窦瘘、神经纤维瘤病、视网膜静脉周围炎、视网膜脱离、Coats病、葡萄膜恶性肿瘤等。新生血管膜阻塞小梁网、引起房角粘连闭合是导致眼压升高的原因。

【临床表现】

1. 青光眼前期:瞳孔缘与近房角的虹膜表面开始出现新生血管(neovascularization of the iris,NVI)芽(图6-1-1),尚未出现瞳孔缘色素外翻,用房角镜加压可使新生血管暂时消失。

2. 开角青光眼期:眼胀、轻至中度睫状充血,眼压多在22~40mmHg,角膜上皮可有轻度水肿,虹膜表面少量新生血管,瞳孔缘尚无色素外翻,房角虽有新生血管,但尚未出现粘连性关闭(图6-1-2)。

3. 闭角青光眼期:剧烈眼痛、畏光,视力下降到指数以下,眼压高达60mmHg以上,中至重度睫状充血,角膜水肿显著,虹膜新生血管增多,瞳孔散大、固定并伴有瞳孔缘色素外翻,房角粘连闭合(图6-1-3~7),可出现自发性前房出血(图6-1-8)。

【诊断要点】NVG进入开角青光眼期和闭角青光眼期后不难诊断,有视网膜缺血性疾病史,眼压升高,虹膜与房角可见新生血管。青光眼前期以及较早的开角青光眼期新生血管容易被遗漏,具有危险因素的患者(如缺血性视网膜中央静脉阻塞、增殖性糖尿病视网膜病变等)在眼压尚未升高时就应该意识到发生NVG可能性,应仔细观察瞳孔缘有无新生血管芽,在房角镜下寻找新生血管。

【鉴别诊断】其他引起眼球充血、疼痛的眼病如急性闭角型青光眼急性发作期、急性虹膜睫状体炎不难与NVG鉴别。临床上容易混淆的情况主要有:

1. 虹膜萎缩后基质血管暴露:长期高眼压、反复发作的虹膜炎,可导致虹膜基质萎缩,埋藏在基质内的虹膜血管可裸露出来,此时易被误认为是新生血管。鉴别要点是虹膜新生血管更为粗大、充血,以及有视网膜缺血性疾病同时存在。

2. 长期高眼压继发虹膜新生血管：某些晚期青光眼患者因长期高眼压也可出现虹膜新生血管，但此种血管数量较少、分布稀疏，眼压控制正常后血管消退；无视网膜缺血性疾病史，视盘存在典型晚期青光眼改变。

3. POAG：偶有将 NVG 开角青光眼期与 POAG 混淆的病例。前者有引起视网膜缺血的原发病，仔细在房角镜下观察有无新生血管以及仔细的眼底检查是鉴别的关键。

4. Fuchs 综合征：房角新生血管也是 Fuchs 综合征的体征之一，但 Fuchs 综合征同时具有慢性葡萄膜炎表现，有 KP、虹膜弥漫性虫蚀样改变。

5. 其他类型青光眼与 NVG 混合存在：POAG、PACG 患者如果同时罹患糖尿病视网膜病变、视网膜中央静脉阻塞、颈动脉阻塞等眼病，则可能出现 NVG 与原发性青光眼混合存在的情况。

（王 华）

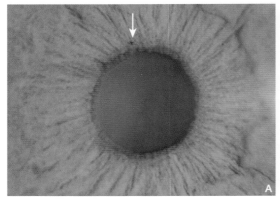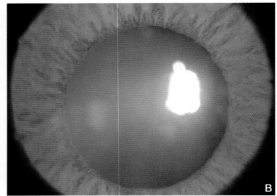

图 6-1-1 NVG 青光眼前期

A：眼压正常，瞳孔缘 11：30 处、4：30 处出现细小新生血管芽（箭头处）；

B：眼压正常，瞳孔缘全周出现新生血管芽

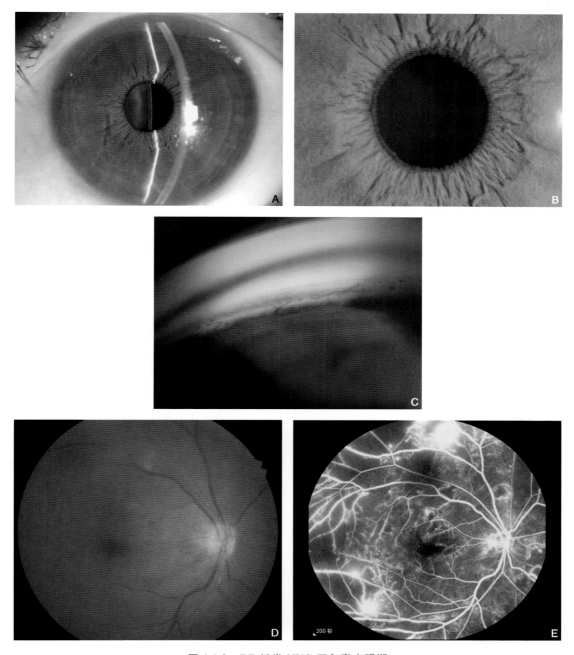

图 6-1-2 DR 继发 NVG 开角青光眼期

A:眼压升高,虹膜、瞳孔无明显异常,新生血管不易察觉;

B:高倍镜下,瞳孔缘周围可见极为细小的新生血管,瞳孔缘尚无色素外翻;

C:房角镜检查房角开放,虹膜根部及小梁网出现新生血管;

D、E:眼底照相及荧光素血管造影显示增殖期糖尿病视网膜病变,视网膜各方向可见明显血管渗漏及微血管瘤,散在分布大片无灌注区,同时可见新生血管荧光渗漏。(图片 D、E 由周海英医师提供)

* NVG 开角青光眼期容易被误诊为 POAG,仔细寻找房角和/或瞳孔缘新生血管是诊断关键(参见图 1-1)

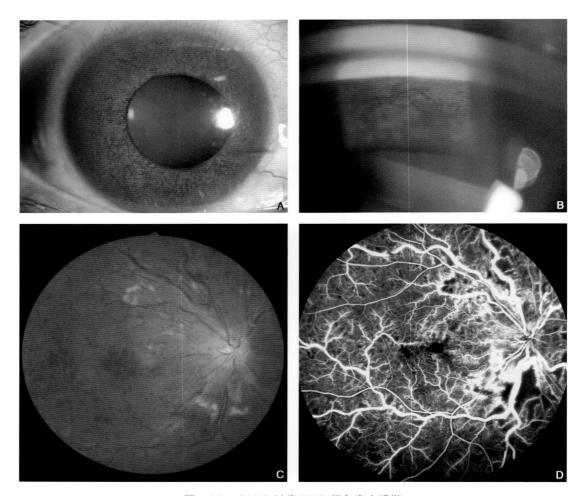

图 6-1-3 CRVO 继发 NVG 闭角青光眼期

A：眼压升高，虹膜遍布粗大的新生血管，瞳孔散大、固定，瞳孔缘色素轻度外翻；

B：房角镜检查全周房角粘连性关闭；

C：眼底照相：原有大量火焰状出血已大部分吸收，散在出血与渗出，视网膜静脉明显迂曲扩张；

D：眼底荧光血管造影：视网膜静脉明显迂曲扩张，可见广泛视网膜血管末梢荧光渗漏及微血管瘤，视盘周围明显无灌注区（图片 C、D 由周海英医师提供）

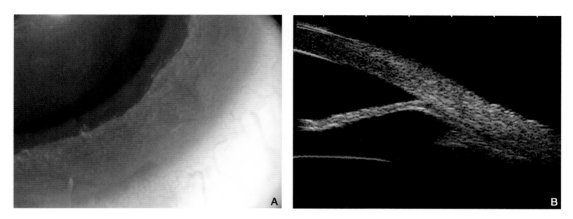

图 6-1-4　NVG 闭角青光眼期
A:虹膜表面纤维血管膜牵拉,瞳孔缘色素层外翻明显,瞳孔散大;
B:UBM 显示周边虹膜前粘连,房角关闭

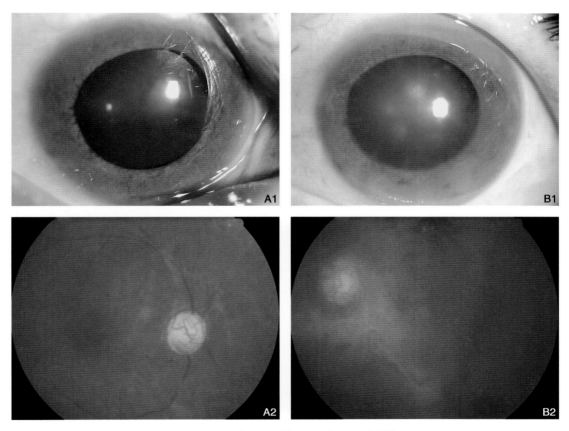

图 6-1-5　双眼 DR 继发 NVG 闭角青光眼期
A1、B1:双眼眼压升高,虹膜红变,瞳孔散大,右眼角膜轻度水肿,左眼角膜重度水肿;
A2、B2:因角膜水肿缘故眼底照相欠清晰,双眼视盘表面新生血管,视网膜表面隐见新生血管膜。右眼视网膜血管变细、部分闭塞,左眼玻璃体积血,隐见视网膜多发片状出血

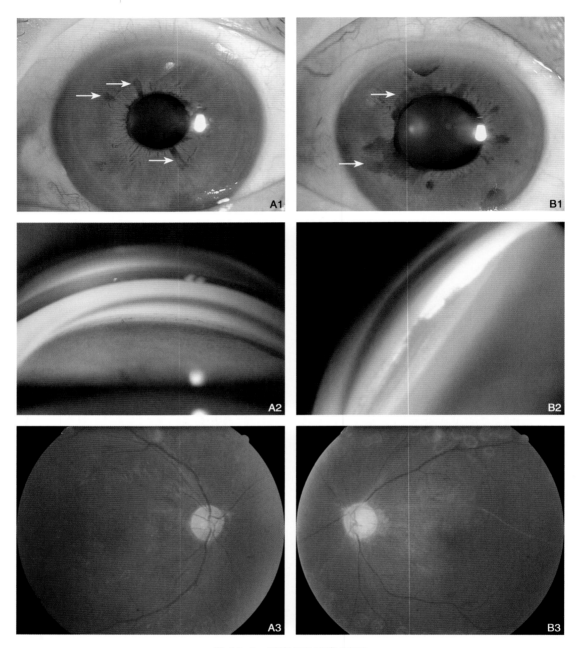

图 6-1-6 双眼 DR 继发 NVG

双眼接受全视网膜光凝(PRP)治疗后,右眼压恢复正常,左眼眼压仍高,行小梁切除术。

A1、A2:右眼 PRP 后,虹膜新生血管消退、遗留楔状虹膜萎缩区(箭头处),房角完全开放;

B1、B2:左眼 PRP 后,新生血管消退、遗留片状虹膜萎缩区(箭头处),鼻下方周边虹膜色素痣,上方周切口,房角大部分仍粘连关闭;

A3、B3:双眼视网膜血管变细,部分闭塞呈白线状,视网膜散在小片出血、微血管瘤及硬性渗出,周边部视网膜可见激光斑;右眼盘沿形态正常,左眼视杯扩大

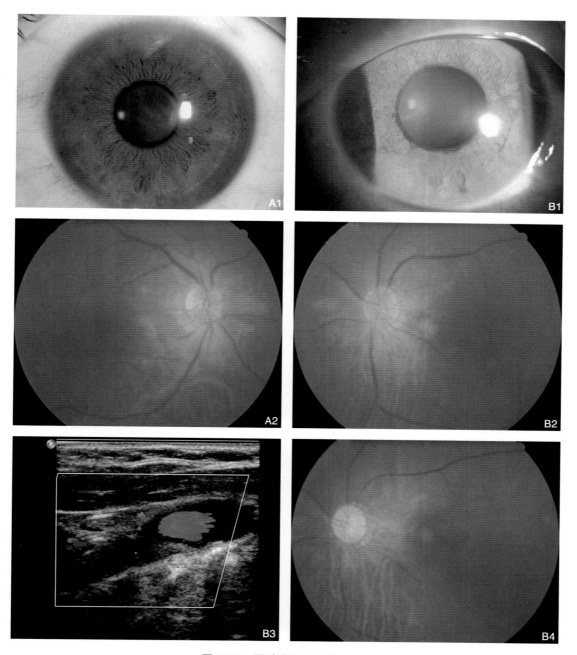

图 6-1-7 颈动脉阻塞继发 NVG

A1、A2：右眼为健眼，眼底正常；

B1：左眼眼压升高，虹膜表面新生血管，瞳孔缘色素外翻；

B2：左眼视网膜动脉较右眼（A2）明显变细，视盘轻度充血；

B3：颈动脉彩超显示左侧颈内动脉内无血流信号，腔内充填低回声；

B4：一个月后左眼视盘色淡，视杯扩大，视网膜动脉、静脉更加纤细

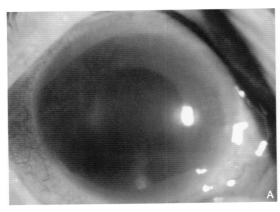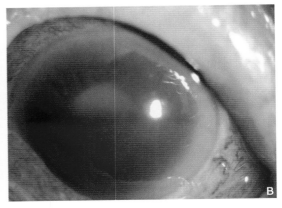

图 6-1-8　NVG 自发前房出血

A、B：角膜上皮水肿严重，下方前房积血，虹膜广泛新生血管形成

第二节　Schwartz 综合征

视网膜脱离与青光眼同时患病时情况复杂，大致可分为①同时患有视网膜脱离、青光眼两种独立的疾病；②治疗视网膜脱离导致青光眼，如手术并发症或使用激素类药物引起高眼压（参阅第九章眼部手术后继发青光眼，第十章第一节糖皮质激素性青光眼）；③视网膜脱离、青光眼由同一致病因素造成，如外伤、增殖性视网膜病变、早产儿视网膜病变、永存原始玻璃体增生症等（参阅本章第四节）；④睫状体脉络膜渗漏继发青光眼，如真性小眼球、葡萄膜渗漏综合征继发闭角型青光眼（参阅第十二章第七节）；⑤孔源性视网膜脱离引起青光眼——Schwartz 综合征，为本节叙述重点。

孔源性视网膜脱离往往伴有眼压下降，所以孔源性视网膜脱离引起青光眼较为少见，易引起误诊与漏诊。Schwartz 首先报道了一组具有孔源性视网膜脱离、高眼压、前房角开放、房水闪辉阳性、房水内有浮游细胞的病例，故称为 Schwartz 综合征。本病的发生需具备周边部视网膜裂孔、玻璃体膜孔、视网膜下间隙与前房形成自由通路的必要条件，光感受器外节盘膜片才能到达前房、阻塞小梁网，引起葡萄膜炎反应和高眼压（图 6-2-1～2）。

【临床表现】

1. 眼压早期阵发增高，逐渐持续性增高可达 50mmHg 以上，且药物难以控制；

2. 眼压显著升高时角膜上皮呈雾状水肿；

3. 角膜后色素性 KP（来源于视网膜色素上皮），前房可见灰棕色大颗粒浮游物，有时可见蛋白性渗出物，但很少发生瞳孔后粘连；

4. 前房角开放，色素可增多但不均一，有挫伤史者可伴有房角后退；

5. 视网膜脱离一般较浅，裂孔多位于睫状体平坦部或锯齿缘附近，鼻侧多见。

【诊断要点】Schwartz 综合征的视网膜脱离一般在周边部且脱离较浅，是该病容易漏诊和误诊的主要原因，因此仔细检查眼底十分重要。对原因不明且顽固的单侧开角型青光眼（尤其有眼外伤史者），如前房发现浮游的色素颗粒和角膜后色素性 KP，应散瞳检查周边部视网膜是否存在裂孔与视网膜脱离，若屈光间质不清可做眼超声检查辅助诊断。

【鉴别诊断】

1. POAG：一般双眼患病，眼压渐进性升高，不出现角膜水肿。

2. 青光眼睫状体炎综合征:单眼发病,特征性的羊脂状 KP 而不是色素性 KP,一般房水无闪辉和浮游物,激素与降眼压药物治疗后眼压很快下降。

3. 色素性青光眼:色素性青光眼可有角膜后色素沉着,典型者形成"Krukenberg 梭",色素性青光眼均为双眼发病,前房角镜下可见小梁网上均一、致密的色素沉着。

（王　华）

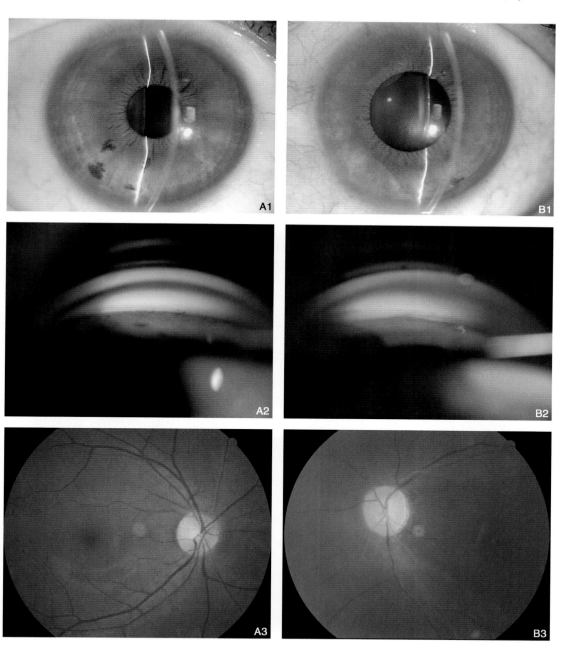

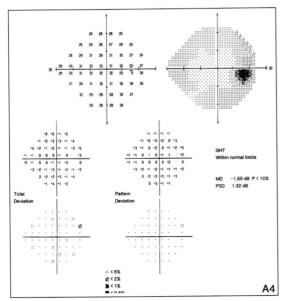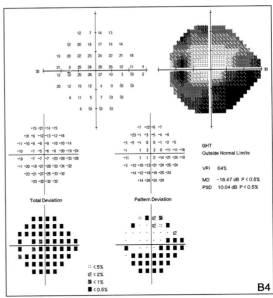

图 6-2-1 Schwartz 综合征

曾因左眼眼压高,视野向心性缩小,被误诊为 POAG 药物治疗 3 年。

A1 ~ A4:右眼为健眼,房角开放,眼底正常,视野正常;

B1:左眼前房深,虹膜纹理较右眼欠清,瞳孔中度散大,前房内有浮游色素颗粒;

B2:左眼房角大部分开放,色素较右眼增多,6:00 虹膜根部前粘连;

B3:左眼底视盘色淡,盘沿形态正常,下方、鼻侧及上方视网膜浅脱离,黄斑区视网膜未脱离。散瞳后用间接眼底镜检查发现鼻侧周边有一睫状上皮裂孔;

B4:左眼视野向心性缩小,视野缺损形态与视网膜脱离范围相符

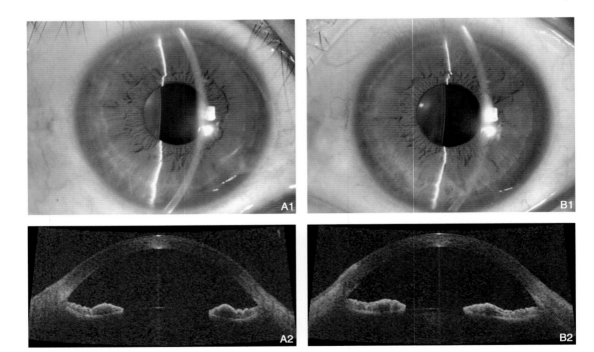

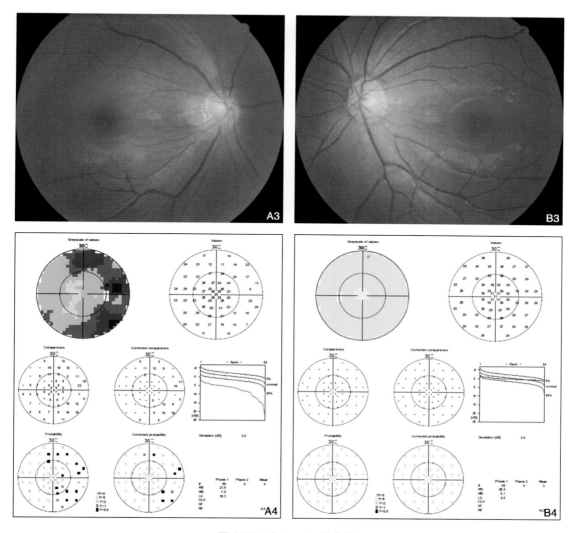

图 6-2-2　Schwartz 综合征

曾因右眼眼压高与视野损害,被误诊为 POAG。

A1:右眼为患眼,眼压缓慢升高,前房深,前房内有数个浮游色素颗粒;

A2:OCT 显示右眼房角开放;

A3:右视盘倾斜,盘沿形态正常,颞下方楔形 RNFLD,除黄斑及其上方视网膜平复外,其余视网膜浅脱离。间接眼底镜检查发现周边部视网膜全周脱离,鼻上近锯齿缘处有一圆形裂孔;

A4:右眼视野普遍性敏感度下降,可见与生理盲点相连的颞上、颞下方弧形暗点,视野改变与视网膜脱离范围相符,与视神经损害不符;

B1~B4:左眼为健眼,房角开放,眼底正常,视野正常。

* Schwartz综合征应与 POAG 鉴别,两者均有眼压升高、视野缺损,仔细检查眼底尤其是周边部,发现孔源性视网膜脱离是诊断 Schwartz 综合征的关键。而后者一般双眼发病,视野缺损与视神经损害相一致,且符合青光眼特征性改变

第三节　原发性视网膜色素变性与青光眼

原发性视网膜色素变性(retinitis pigmentosa,RP)合并青光眼的患病率为2%~12%。也有学者认为虽然 RP 与青光眼均属遗传相关疾病,但两者并存可能只是偶然情况。合并青光眼者 PACG 和 POAG 均有可能,但中国人合并 PACG 者多于合并 POAG 者。

【临床表现】

1. RP 的临床表现:RP 典型症状为始于儿童或青少年时期的夜盲以及进行性视野缩小,至疾病中晚期视力才开始下降,直至完全丧失。典型的眼底改变为视盘颜色蜡黄、视网膜血管变细及骨细胞样色素沉着。

2. RP 合并青光眼的临床表现:除合并急性发作的 PACG 病例,其他合并青光眼的 RP 患者较难发现和随访。两者均表现为进行性视野丢失和视力下降。RP 导致的蜡黄色视神经改变有时使视杯边界不易确认,因此对于 RP 患者随访眼压、眼底照相仔细评价视神经是必要的(图 6-3-1~4)。

【诊断要点】同时符合 RP 典型的眼底改变(视盘颜色蜡黄、视网膜血管变细及骨细胞样色素沉着)以及 PACG 或 POAG 的前房角形态、眼压升高等临床表现,可明确诊断。部分 RP 患者缺乏典型的视网膜骨细胞样色素沉着,可采用 ERG 辅助诊断,RP 患者 ERG 波形呈熄灭状。由于 RP 患者视盘颜色异于常人,最好用具有立体感的 90D 前置镜判断视杯的边界与大小,眼底立体照相视盘图像对比是较好的随访手段。

（王　华）

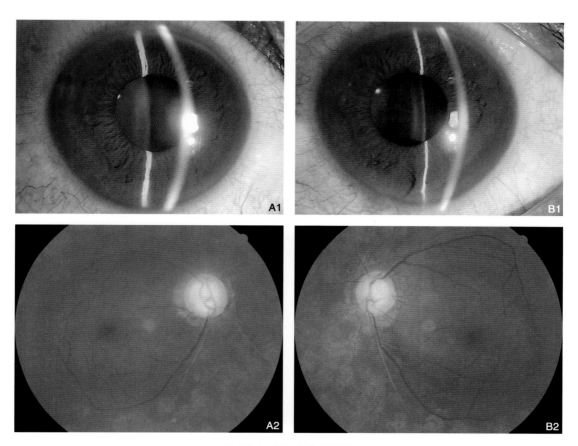

图 6-3-1　RP 合并 POAG

A1、B1：双眼眼压升高，前房中深；

A2、B2：双眼视杯扩大，上、下方盘沿变窄，右视盘苍白；双眼视网膜血管变细呈白线样改变，视网膜颜色污秽。散瞳检查发现周边部视网膜有骨细胞样色素沉着

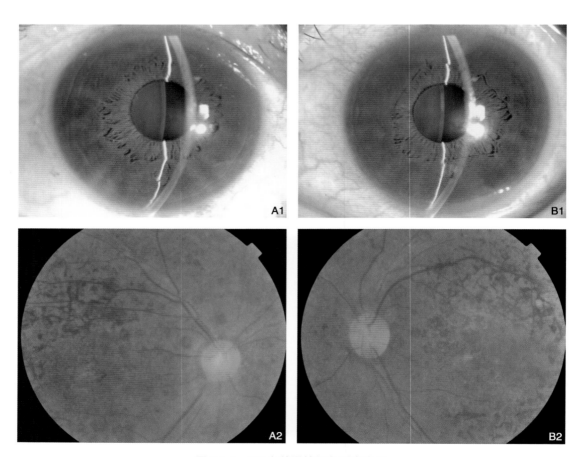

图 6-3-2   RP 合并慢性闭角型青光眼

A1、B1：右眼眼压升高，左眼眼压正常，双眼周边前房浅；

A2、B2：双眼具有典型 RP 眼底改变，视盘颜色蜡黄、视网膜血管变细及骨细胞样色素沉着；

A2：右眼视杯扩大，下方盘沿变窄；

B2：左眼盘沿形态正常

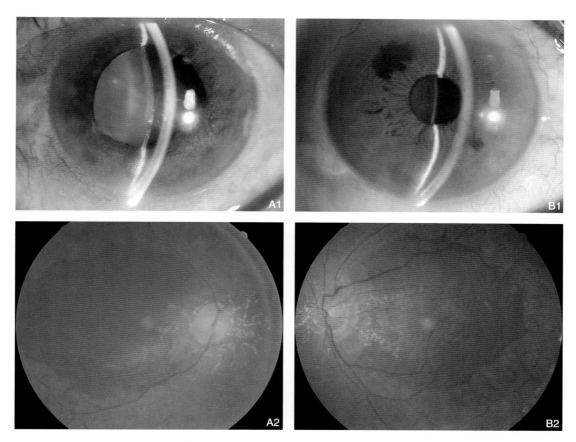

图 6-3-3　RP 合并急性闭角型青光眼,右眼急性发作期,左眼临床前期

A1、B1:双眼前房浅,虹膜膨隆;

A1:右眼眼压急剧升高,瞳孔大,虹膜节段萎缩,晶状体见青光眼斑;

B1:左眼眼压正常,瞳孔正常;

A2、B2:双眼视网膜血管变细,视网膜颜色污秽;

A2:右眼视盘较左眼颜色变淡,视杯略大;

B2:左眼视盘颜色尚可,盘沿形态正常

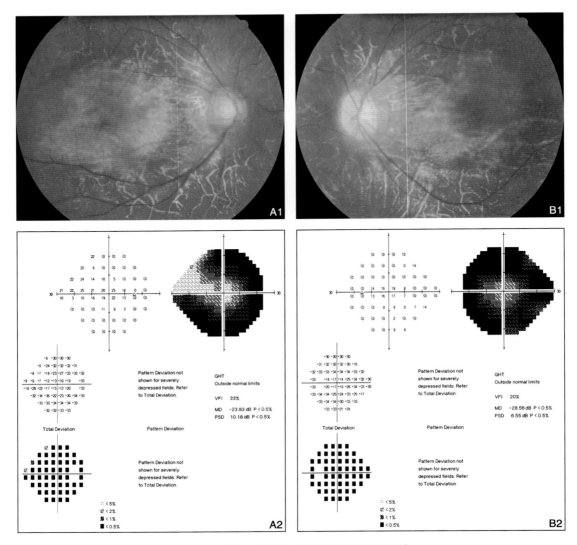

图 6-3-4　RP 合并青光眼的视神经及视野改变

A1：右眼眼压升高，上下方及鼻侧盘沿变窄，视网膜血管细，视网膜颜色污秽；

A2：右眼视野接近管状视野，系 RP 与青光眼共同导致；

B1：左眼眼压正常，视盘颜色淡，盘沿形态正常，因并发白内障眼底略显模糊；

B2：左眼管状视野，系 RP 所致

第四节　儿童期玻璃体视网膜疾病继发青光眼

一、早产儿视网膜病变继发青光眼

早产儿视网膜病变（retinopathy of prematurity，ROP）是一种双侧性视网膜毛细血管发育异常，表现为视网膜缺血、新生血管形成和增生性视网膜病变。目前 ROP 的确切病因仍未明确，主要危险因素是早产、低出生体重与新生儿高浓度吸氧。随着近年来早产儿成活率提高,ROP 的发生率也呈增加趋势。ROP 的发生由周边部视网膜缺血、水肿、新生血管形成开始,逐渐向其他部分视网膜和玻璃体内蔓延,晚期可形成机化团块,最终造成牵拉性视网膜脱离、继发青光眼、并发白内障、斜视等。

ROP 继发青光眼主要有继发闭角青光眼(图 6-4-1)和新生血管性青光眼两种类型,前者与晶状体后纤维团块推挤晶状体虹膜隔前移、睫状体被机化组织拉长或并发小眼球有关;后者与视网膜缺血、缺氧相关;二者也可同时存在。

【临床表现】

1. 早产、低出生体重、产后高浓度吸氧史,双眼发病;

2. 视力差,可有废用性外斜视、眼球震颤;

3. 角膜混浊,可伴有小角膜;

4. 晶状体后方可见白色机化膜,膜表面有新生血管,可并发白内障;

5. 不同程度的浅前房;

6. 虹膜表面可有新生血管;

7. 牵拉性视网膜脱离,屈光间质不清者可根据超声波检查判断;

8. 眼压升高且药物难以控制,急性发作可因散瞳检查眼底而诱发。

二、永存原始玻璃体增生症继发青光眼

永存原始玻璃体增生症(persistent hyperplastic primary vitreous,PHPV)是由于原始玻璃体、玻璃体血管系统没有消退,继续增殖所导致的先天异常,大多数 PHPV 无明确病因,多为单眼发病(占 90%)(图 6-4-2)。晶状体后纤维血管膜的增殖与收缩是 PHPV 继发闭角青光眼的直接原因,一方面增殖膜收缩将睫状突拉向中心,导致前房变浅;另一方面增殖膜牵拉还会导致晶状体后囊破裂,诱发急性白内障形成并膨胀,推挤晶状体虹膜隔向前,使前房进一步变浅(图 6-4-3)。偶有继发开角型青光眼者,可能与眼内出血或慢性葡萄膜炎有关。

【临床表现】

1. 多为单眼发病,双侧发病者可伴有其他眼部和全身异常。

2. 眼压升高,角膜水肿;急性发作可因散瞳检查眼底而诱发;

3. 前房浅,可见广泛虹膜后粘连及周边虹膜前粘连;

4. 瞳孔区发白,与晶状体后纤维血管膜、白内障有关;

5. 彩色多普勒超声检查显示玻璃体腔内条索状回声影,其内有连续的动脉血流,由视盘向晶状体后延伸。

三、诊断与鉴别诊断

具有典型病史与临床表现的儿童期玻璃体视网膜疾病继发青光眼不难诊断,但需与引起儿童期白瞳症与继发青光眼的其他疾病相鉴别,如视网膜母细胞瘤,后者眼部彩色多普勒超声及眼眶 CT 检查可见眼内实性占位性病变并可有钙化斑。

（孙　霞）

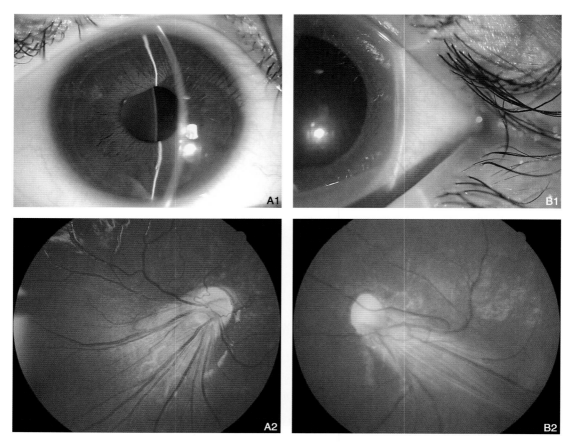

图 6-4-1 ROP 继发左眼闭角型青光眼

A1:右眼眼压正常,前房偏浅;

B1:左眼眼压急剧升高,角膜水肿,瞳孔散大固定,周边前房浅,房角关闭;

A2、B2:双眼视网膜颞侧血管明显向周边牵拉、拖拽,左眼视盘苍白为眼压急性升高所致

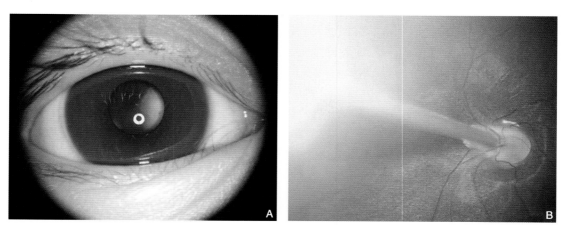

图 6-4-2 PHPV

A:瞳孔区可见晶状体后方致密白色纤维膜;

B:玻璃体腔内可见视盘至晶状体后方的纤维增殖条索(本例图片由刘敬花医师提供)

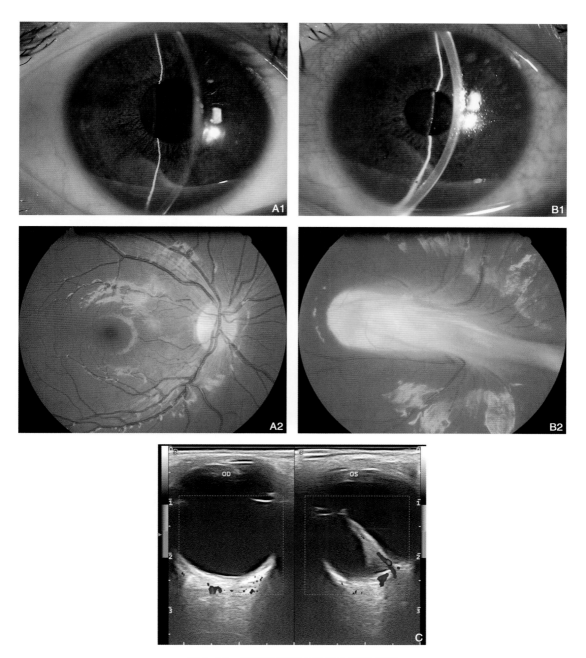

图 6-4-3　PHPV 继发左眼闭角型青光眼

A1、A2：右眼为健眼；

B1：与健眼相比，左眼前房明显变浅，瞳孔药物性缩小，晶状体前囊青光眼斑；

B2：左眼玻璃体腔内可见视盘至晶状体后方的条索样组织，视网膜受牵拉形成皱褶；

C：彩色多普勒超声检查：左眼玻璃体内探及带状回声，起自视盘并与晶状体后回声相连，其上可见与视网膜中央动脉相延续血流信号

第七章　眼部炎症与青光眼

第一节　葡萄膜炎继发青光眼

各种类型葡萄膜炎均有继发青光眼的可能,其中慢性葡萄膜炎继发青光眼的发生机率较高。葡萄膜炎引起青光眼的机制较为复杂,与炎症直接累及小梁网、炎性产物阻塞小梁网、炎性介质释放、瞳孔粘连闭锁、周边虹膜前粘连以及长期使用糖皮质激素相关。(图7-1-1～25)

【临床表现】

一、前葡萄膜炎继发青光眼

特发性前葡萄膜炎、HLA-B27相关性前葡萄膜炎、强直性脊柱炎与Reiter综合征相关性前葡萄膜炎均可继发青光眼。多数急性前葡萄膜炎伴有眼压轻度下降,与睫状体分泌功能在炎症期降低有关,少数眼压升高。青光眼睫状体炎综合征、Fuchs综合征、病毒感染继发前葡萄膜炎也可引起眼压升高,详见本章第二、三、四节。

1. 急性前葡萄膜炎继发青光眼(图7-1-1～7)

(1) 起病急,单侧多见,眼红、眼痛、畏光、视物模糊;

(2) 显著的睫状充血;

(3) KP大小形态不一,急性炎症期表现为尘状、大小不一的碎屑状、羊脂状等,有时带有少量色素;

(4) 房水闪辉阳性,出现浮游细胞或炎性渗出物,严重者出现前房积脓;

(5) 虹膜纹理清晰或不清,瞳孔正常大小或缩小,可有后粘连;

(6) 虹膜结节:可出现于瞳孔缘(Koeppe结节)、瞳孔缘之外的虹膜实质内(Busacca结节)或形成肉芽肿(多见于类肉瘤病);

(7) 眼压升高;

(8) 房角开放,或少许周边虹膜前粘连;

(9) 前玻璃体可出现炎性细胞或混浊,部分患者出现黄斑囊样水肿或视盘水肿。

2. 慢性前葡萄膜炎继发青光眼(图7-1-8～15)

可由急性病例迁延不愈3个月以上形成或表现为隐匿发病,继发青光眼发病率高。

(1) 眼痛症状无或轻微,视力下降;

(2) 睫状充血程度不一;

（3）有活动性炎症时出现新鲜 KP、房水闪辉、浮游细胞甚至渗出，陈旧的葡萄膜炎患者可以全无或仅有少量色素性 KP（图 7-1-17～20）；

（4）病程长者虹膜色素脱失，基质萎缩，有时出现 NVI；海绵状虹膜增厚见于肉芽肿性前葡萄膜炎；

（5）瞳孔缘或虹膜表面结节，瞳孔后粘连，瞳孔闭锁者可因瞳孔阻滞导致虹膜膨隆、周边前房消失；

（6）晶状体前色素沉着，病程长者常并发白内障；

（7）眼压升高，升高时间较长者可发生青光眼性视神经损害；

（8）前房角镜下可见不同程度的虹膜周边前粘连，色素增多且不均匀，少数患者房角完全开放；

（9）可有前玻璃体混浊。

二、中间葡萄膜炎继发青光眼

中间葡萄膜炎累及睫状体平坦部、玻璃体基底部、周边部视网膜和脉络膜。

1. 双眼多见，起病隐匿；

2. 视力下降并常主诉眼前黑影飘动；

3. 无 KP 或少量尘状 KP，无或少量房水细胞，前房闪辉无或轻度；

4. 眼压升高；

5. 前房角镜下可见小梁网、睫状体带上的小片状渗出，甚至整个睫状体带呈灰白色；

6. 睫状体平坦部、玻璃体基底部可见炎性渗出，呈特征性"雪堤状"病灶，病变可单个、多个存在或相互融合；

7. 病程长者可并发白内障、晶状体不全脱位及视网膜脱离等。

三、后葡萄膜炎继发青光眼

后葡萄膜炎病变累及脉络膜、视网膜、视网膜血管和玻璃体，常见病因为感染（病毒、弓形虫、结核杆菌等）、Behçet 病、Vogt-小柳原田综合征和交感性眼炎等。后葡萄膜炎继发青光眼的机制多样，伴有前葡萄膜炎者可因周边虹膜前或（和）后粘连、炎性渗出阻塞小梁网而引起眼压升高。Behçet 病与 Vogt-小柳原田综合征患者发生渗出性视网膜脱离时，可继发闭角型青光眼（图 7-1-16）。

【诊断要点】炎症活动期有明显的眼部体征如各种不同形态的 KP、房水闪辉、浮游细胞、炎性渗出等，此时如伴有眼压升高，不难作出诊断。炎症静止时则主要根据葡萄膜炎病史、周边虹膜前粘连，瞳孔后粘连或闭锁、眼压升高作出初步诊断，长期高眼压可出现青光眼性视神经损害和视野缺损。

【鉴别诊断】

1. 青光眼睫状体炎综合征：应与中间葡萄膜炎相鉴别，因为两者与炎性相关的症状、体征均较为轻微。前者单眼发病，病程短，有自限性，KP 呈干净的羊脂状，孤立或数个，房角开放；后者多为双眼发病，可见睫状体带、睫状体平坦部的渗出。

2. Fuchs 综合征：其 KP 呈灰白色、多形性且经久不消，对糖皮质激素治疗反应差；虹膜广泛脱色素呈虫蚀状改变，即使病史很长也不会发生虹膜前后粘连；前房角可见纤细的新生血管及大量色素；白内障发生率高。而慢性葡萄膜炎 KP 的形态、数量常有变化，多有不同程度的虹膜前后粘连。

3. ICE综合征:部分陈旧性葡萄膜炎继发青光眼患者,虹膜色素脱失、基质萎缩,前葡萄膜炎已静止多年,故缺乏KP、房水闪辉等体征,或仅有少量的色素性KP,周边虹膜广泛前粘连,此时易与ICE综合征进行性虹膜萎缩亚型混淆。鉴别的要点是ICE综合征为单眼患病、角膜内皮镜检查可见"明-暗倒置"的ICE细胞(图7-1-21~24)。

4. 原发性婴幼儿型青光眼:婴幼儿陈旧性葡萄膜炎继发青光眼可表现为眼球增大、角巩膜缘扩张甚至出现Haab纹(图7-1-25),此时易与原发性婴幼儿型青光眼混淆,鉴别要点是后者无虹膜前后粘连,前房深。

（王　华）

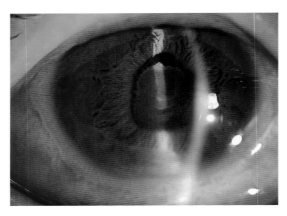

图7-1-1　急性前葡萄膜炎
显著睫状充血,前房下方可见渗出物,瞳孔不圆伴后粘连,晶状体前有渗出膜

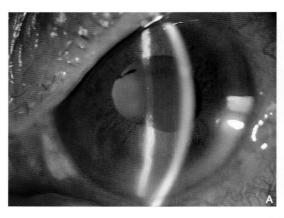 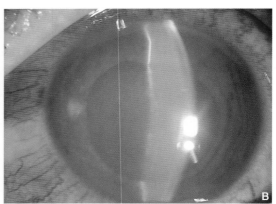

图7-1-2　急性前葡萄膜炎
　A:睫状充血,房水闪辉阳性,瞳孔不圆伴后粘连;
　B:显著睫状充血,瞳孔药物性散大,房水闪辉强阳性,晶状体前囊色素环为先前瞳孔后粘连所遗留,晶状体前有纤维渗出膜

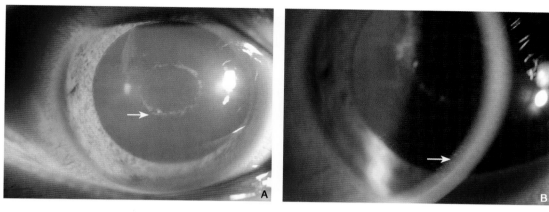

图 7-1-3　急性前葡萄膜炎

A：睫状充血，瞳孔药物性散大，晶状体前囊色素环为先前瞳孔后粘连所遗留（箭头处）；

B：角膜后大量尘状灰色 KP（箭头处）

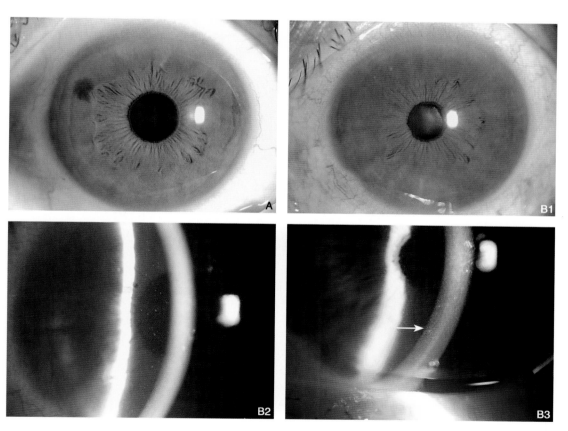

图 7-1-4　急性前葡萄膜炎继发青光眼

A：健眼；

B1：患眼眼压升高，显著睫状充血，瞳孔较健眼小；

B2：房水中有多量浮游细胞；

B3：角膜后大量尘状灰色 KP（箭头处）

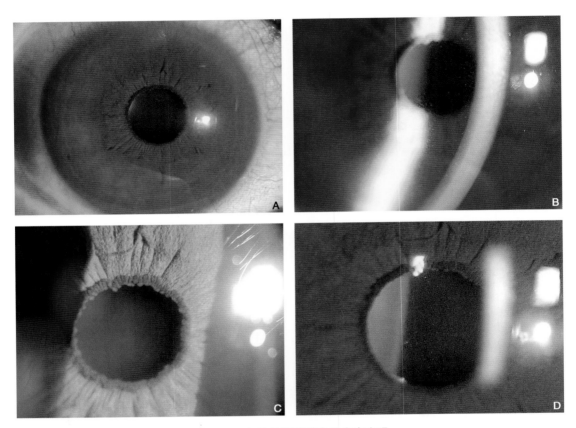

图 7-1-5 急性前葡萄膜炎继发青光眼

A:眼压升高,睫状充血,角膜雾状水肿,瞳孔缩小;

B:角膜后大量尘状灰色 KP;

C:瞳孔缘可见多量灰白色的 Koeppe 结节;

D:房水有多量浮游细胞

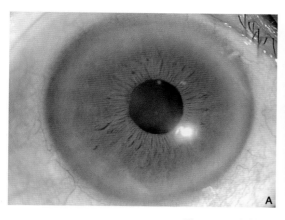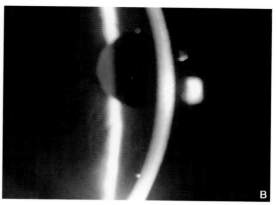

图 7-1-6　急性前葡萄膜炎继发青光眼

A：眼压发作性升高，睫状充血，虹膜纹理清晰，瞳孔缩小、无粘连；

B：角膜后散在羊脂状及大量尘状灰色 KP。

* 本例应与青光眼睫状体炎综合征鉴别，后者具有特征性的羊脂状 KP，发作时很少出现灰白色尘状 KP，房水闪辉阴性，即使反复发作也不发生虹膜的前、后粘连及虹膜萎缩（参见图 7-2-1）

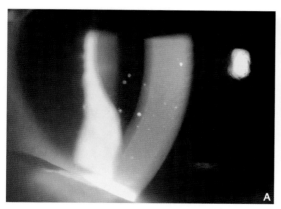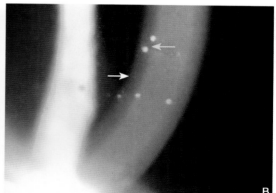

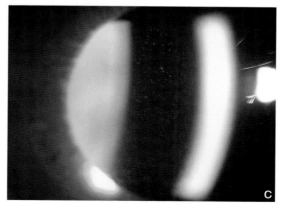

图 7-1-7　急性前葡萄膜炎继发青光眼

A：眼压发作性升高、轻度睫状充血，虹膜纹理欠清晰、无瞳孔后粘连，大量羊脂状 KP；

B：灰白色尘状 KP（白色箭头）与羊脂状 KP（黄色箭头）并存；

C：房水中有浮游细胞，房水闪辉阳性

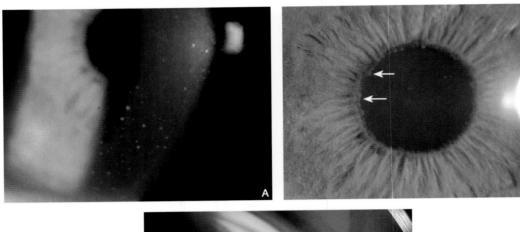

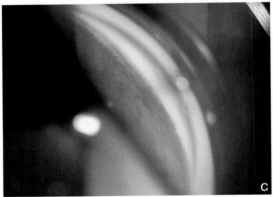

图 7-1-8 慢性前葡萄膜炎继发开角型青光眼

A：KP 呈三角形分布于角膜下方,形态大小不一,颜色棕灰色,房水闪辉阳性;

B：虹膜轻微脱色素,瞳孔缘有数个 Koeppe 结节(箭头示较大的结节);

C：房角开放,色素较多

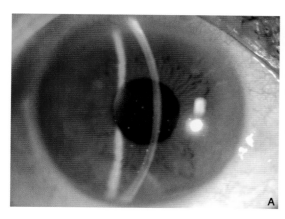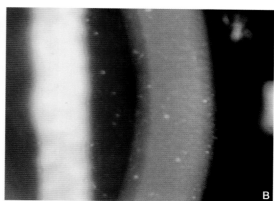

图 7-1-9　慢性前葡萄膜炎继发青光眼

A：角膜中下方多量、大小不一的灰白 KP，虹膜轻度萎缩，瞳孔无粘连；

B：KP 边界不清，伴有"伪足"。

＊本例应与青光眼睫状体炎综合征鉴别，后者具有特征性羊脂状 KP，白色、圆形、边界清，数量少，病程较短且有自愈性（参见图 7-2-2）

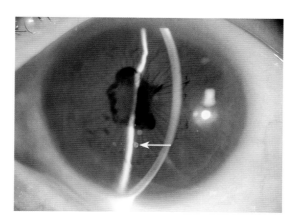

图 7-1-10　慢性前葡萄膜炎

瞳孔呈梅花状后粘连，角膜后数个类圆形羊脂状 KP（箭头处）

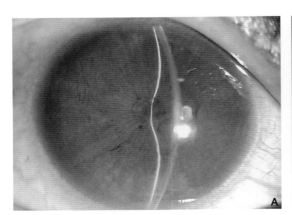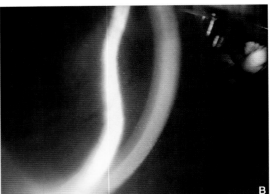

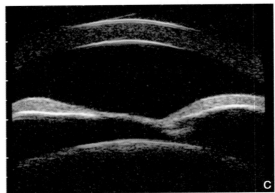

图 7-1-11　慢性前葡萄膜炎继发闭角型性青光眼
A:睫状充血,虹膜纹理不清,瞳孔小、全周后粘连,晶状体前机化膜,虹膜呈"驼背"样膨隆;
B:角膜后大量棕灰相间 KP;
C:UBM 显示瞳孔区机化膜形成致瞳孔闭锁,后房加深,虹膜膨隆

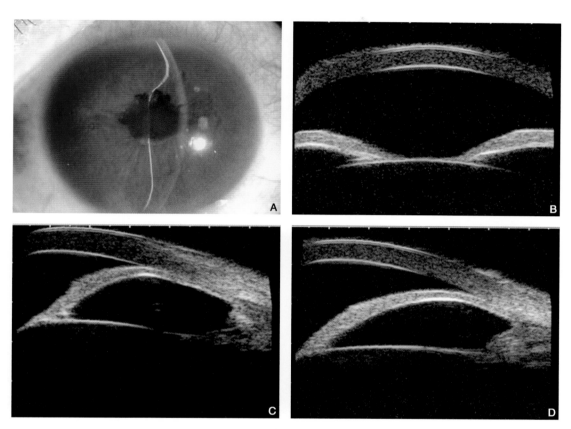

图 7-1-12 慢性前葡萄膜炎继发闭角型青光眼
A:睫状充血,虹膜纹理不清,瞳孔全周后粘连,上方虹膜高度膨隆,周边前房消失;
B、C、D:UBM 显示瞳孔区虹膜与晶状体粘连,虹膜高度膨隆,房角关闭

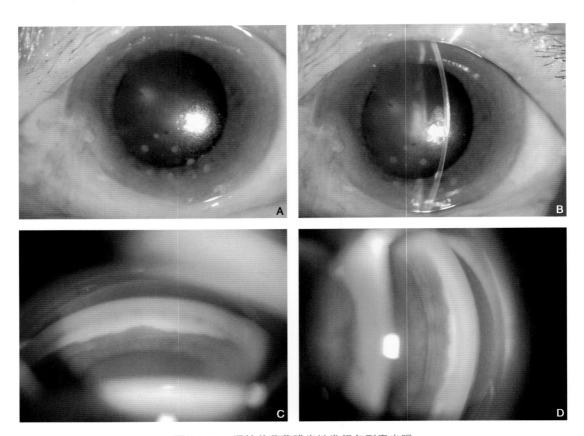

图 7-1-13　慢性前葡萄膜炎继发闭角型青光眼

A:眼压升高,角膜水肿,角膜下方巨大羊脂状 KP 呈三角形分布,虹膜纹理不清,瞳孔药物性散大;

B:角膜上皮水肿,羊脂状 KP 边界清晰,前房中等深度;

C、D:房角粘连关闭

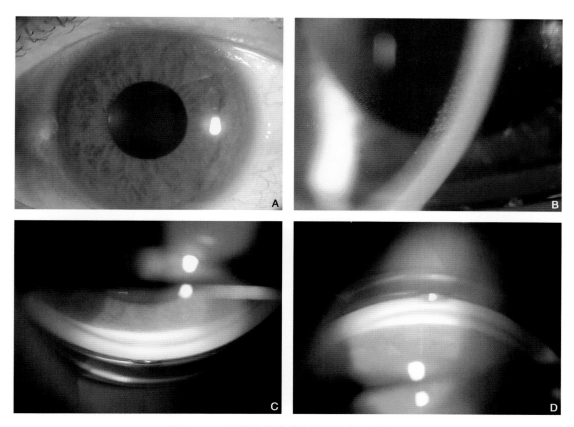

图 7-1-14　慢性前葡萄膜炎继发闭角型青光眼

A:眼压升高,角膜水肿,虹膜呈弥漫虫蚀样改变;

B:角膜后灰色尘状 KP;

C、D:大部分房角粘连性关闭。

* 本例应与 Fuchs 综合征鉴别,后者 KP 呈星状且经久不消,病程虽长但不出现房角粘连(参见图 7-3-3)

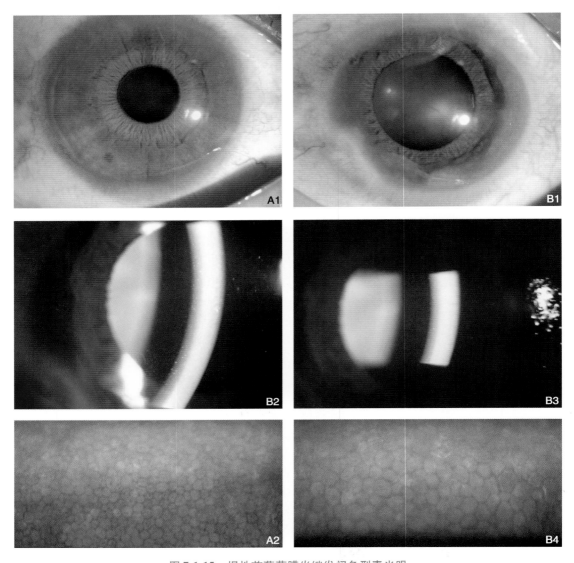

图 7-1-15　慢性前葡萄膜炎继发闭角型青光眼

A1：右眼为健眼；

A2：右眼角膜内皮细胞形态正常，细胞密度为 2928/mm^2；

B1：左眼虹膜萎缩，广泛周边前粘连；

B2：左眼角膜中下方大量灰白色与灰棕色 KP；

B3：左眼房水闪辉弱阳性；

B4：左眼角膜内皮数量减少，细胞形态尚可，细胞密度为 1158/mm^2。

　*本例应与进行性虹膜萎缩鉴别，主要依据角膜内皮细胞形态及是否存在炎症体征，后者可出现色素性 KP，但角膜内皮呈银箔样反光，角膜内皮镜检查发现 ICE 细胞可确诊（参见图 3-1-7）

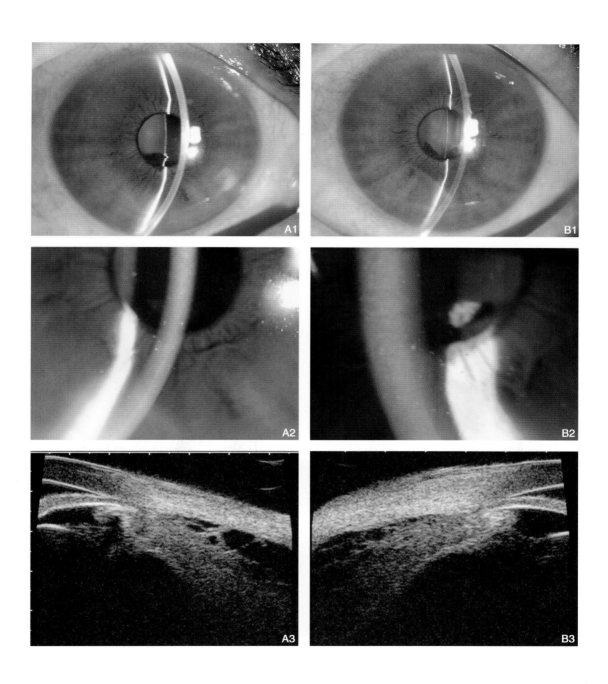

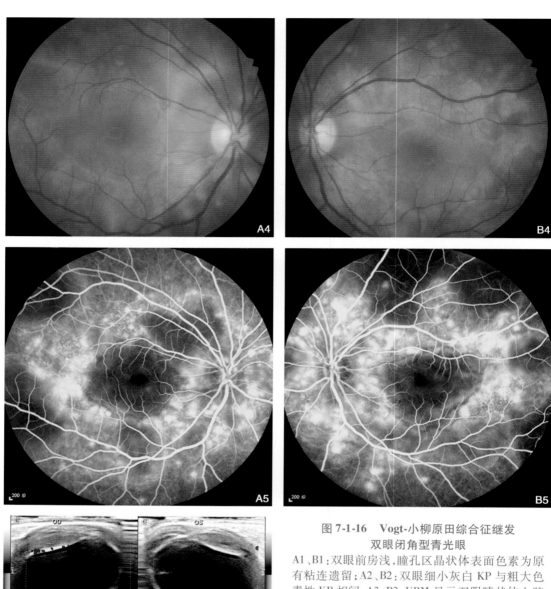

**图 7-1-16   Vogt-小柳原田综合征继发
双眼闭角型青光眼**

A1、B1：双眼前房浅，瞳孔区晶状体表面色素为原有粘连遗留；A2、B2：双眼细小灰白 KP 与粗大色素性 KP 相间；A3、B3：UBM 显示双眼睫状体上腔渗漏、睫状体前旋、房角关闭；A4、B4：双眼视盘充血、边界不清，视网膜血管迂曲，弥漫渗出性视网膜脱离；A5、B5：眼底荧光造影可见多湖状荧光渗漏（眼底及荧光造影图片由纪海霞医师提供）；C：彩色多普勒超声检查显示双眼脉络膜脱离。

　 *本例应与原发性急性闭角型青光眼鉴别，PACG 急性发作期经治疗眼压迅速下降后，可出现短暂的睫状体、脉络膜上腔渗漏，但在高眼压状态下一般不会发生睫状体上腔渗漏。Vogt-小柳原田综合征发病年龄相对年轻，有提示炎症的体征，如灰白细小 KP、瞳孔缩小及粘连，眼底检查发现视盘充血、后极部视网膜水肿，眼底荧光素血管造影及后节 OCT 检查有助于诊断（参见图 2-1-8）

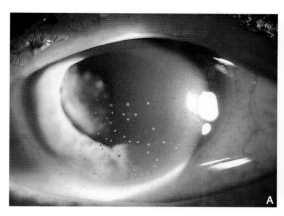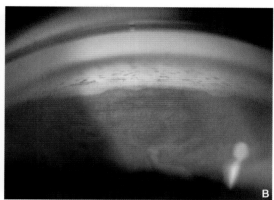

图 7-1-17　陈旧性葡萄膜炎继发青光眼

A:角膜中下方大量色素性 KP;

B:房角镜检查可见下方周边虹膜前粘连,角膜后大量色素性 KP

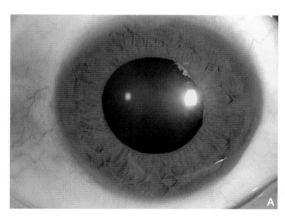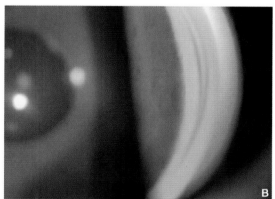

图 7-1-18　陈旧性前葡萄膜炎继发青光眼

A:角膜轻度水肿,虹膜广泛轻度萎缩、色素脱失,1:00~3:00 瞳孔缘白色机化膜,未见 KP,房水闪辉阴性;

B:房角镜下周边虹膜前粘连及小梁网较多色素沉着

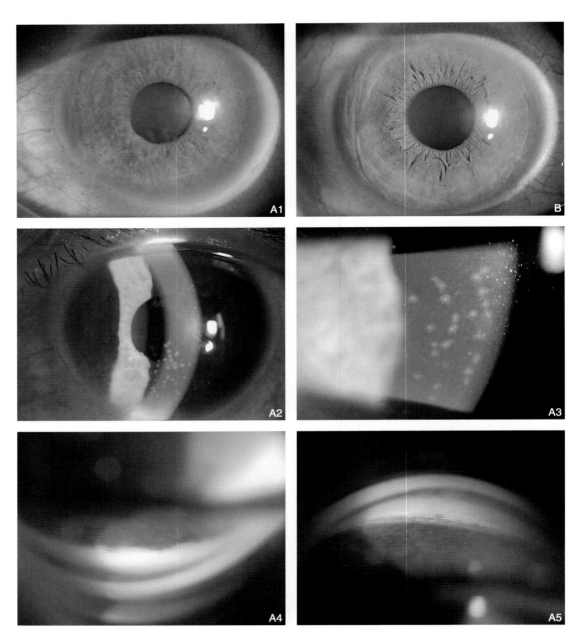

图 7-1-19 陈旧前葡萄膜炎继发青光眼

A1：仔细与健眼对比，患眼虹膜纹理不清，瞳孔小，下方瞳孔缘后粘连；
A2：下方角膜后白色附着物呈三角形分布，房水闪辉阴性；
A3：角膜后白色附着物系小片状机化膜并间杂较多色素性 KP；
A4：上方房角有不均匀色素及周边虹膜前粘连；
A5：下方房角开放；
B：健眼

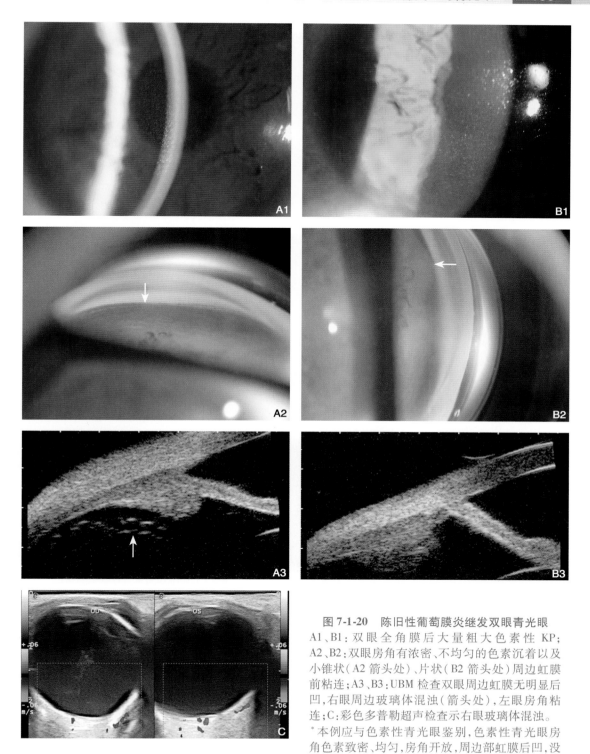

图 7-1-20　陈旧性葡萄膜炎继发双眼青光眼
A1、B1：双眼全角膜后大量粗大色素性 KP；
A2、B2：双眼房角有浓密、不均匀的色素沉着以及
小锥状（A2 箭头处）、片状（B2 箭头处）周边虹膜
前粘连；A3、B3：UBM 检查双眼周边虹膜无明显后
凹，右眼周边玻璃体混浊（箭头处），左眼房角粘
连；C：彩色多普勒超声检查示右眼玻璃体混浊。
＊本例应与色素性青光眼鉴别，色素性青光眼房
角色素致密、均匀，房角开放，周边部虹膜后凹，没
有炎症相关的体征（参见图 4-1-4）

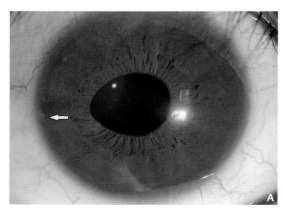
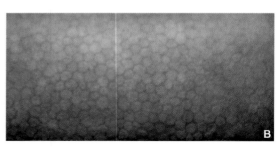

图 7-1-21 陈旧性前葡萄膜炎继发青光眼

A:9:00 周边虹膜可见小萎缩灶(箭头处)及周边前粘连,瞳孔牵拉变形,无 KP,房水闪辉阴性;B:角膜内皮镜检查内皮细胞数目、形态正常。

*本例应与 Chandler 综合征鉴别,既往虹膜炎病史极为重要,角膜内皮细胞形态是鉴别要点,后者可见 ICE 细胞(参见图 3-1-16)

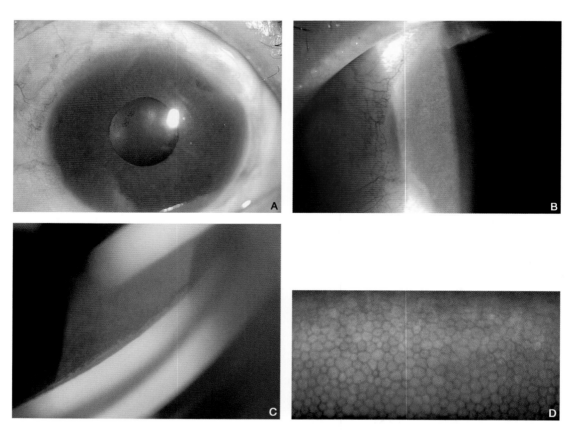

图 7-1-22 陈旧前葡萄膜炎继发青光眼

A:虹膜纹理不清,2:00 方位可见小梁切除术后周切口;B:8:00 ~ 10:00 可见周边虹膜前粘连,且虹膜表面有类似虹膜痣样改变;C:房角开放部位色素增多;D:角膜内皮镜检查内皮细胞数目、形态正常。

*本例应与 Cogan-Reese 综合征鉴别,角膜内皮镜检查是鉴别手段,后者可见 ICE 细胞(参见图 3-1-22)

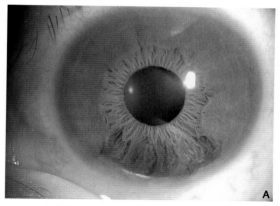
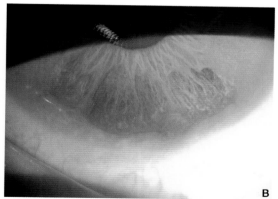
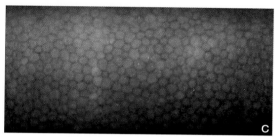

图7-1-23 陈旧性前葡萄膜炎继发青光眼
A：下方虹膜萎缩，虹膜基质暴露，KP、房水闪辉均为阴性；B：周边虹膜前粘连；C：角膜内皮镜检查细胞数目、细胞形态正常。

*本例应与进行性虹膜萎缩鉴别，角膜内皮细胞形态是鉴别关键，后者可见 ICE 细胞（参见图3-1-4）

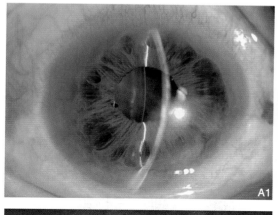
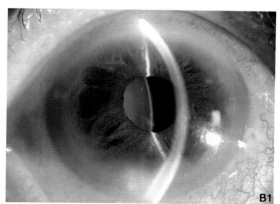
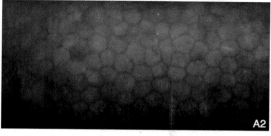
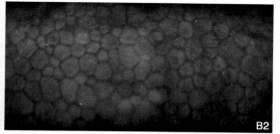

图7-1-24 陈旧性葡萄膜炎继发青光眼
A1、B1：双眼虹膜广泛萎缩，虹膜基质暴露，广泛周边虹膜前粘连，KP、房水闪辉均为阴性；A2、B2：双眼角膜内皮镜检查细胞数目明显减少，细胞形态正常。

*本例应与 ICE 综合征鉴别，前者既往有反复发作的炎症病史，后者为单眼发病，角膜内皮镜检查可发现 ICE 细胞（参见图3-1-7）

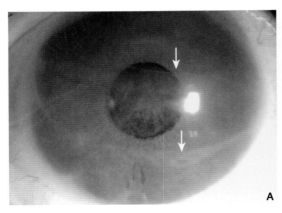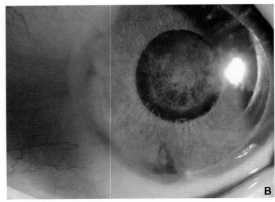

图 7-1-25 婴幼儿陈旧性葡萄膜炎继发青光眼

A:眼球明显增大,角膜直径 15mm,可见横向 Haab 纹(箭头处);

B:前房深,6:00～10:00 周边虹膜前粘连,虹膜纹理不清,瞳孔后粘连,晶状体混浊,前囊表面机化膜形成伴大片色素附着。

*本例应与原发性婴幼儿型青光眼鉴别,后者前房深,无虹膜前、后粘连(参见图 11-6)

第二节 青光眼睫状体炎综合征

青光眼睫状体炎综合征又称 Posner-Schlossman 综合征,英文文献中也称为"青光眼睫状体炎危象(glaucomatocyclitic crisis)",是前部葡萄膜炎伴青光眼的一种特殊形式,病因和发病机制不十分清楚,多认为与前列腺素介导的炎症反应有关,自主神经系统失调、交感神经兴奋可能是激发疾病发作的重要因素。

【临床表现】

1. 好发于中青年,急性起病,单眼发病;

2. 眼压高达 40～60mmHg,但仅有轻度眼部不适;

3. 发作时视力轻度下降、雾视或虹视,眼压恢复后视力恢复正常;

4. 反复发作,间隔数月至 1 年;

5. 无充血或轻度睫状充血,角膜清亮或轻度角膜上皮水肿,房水闪辉缺如或微弱;

6. KP 在发作时或发作数天后出现,KP 边界清晰、白色、圆形呈羊脂状,数量由孤立至数个不等,多位于角膜下方,有时隐伏在房角,眼压恢复正常后数天至 1 个月内消失(图 7-2-1、2);

7. 房角开放,无周边虹膜前粘连;

8. 反复发作多年后可出现青光眼性视神经病变和视野缺损。

【诊断要点】 青光眼睫状体炎综合征可概括为单眼、反复发作、眼压显著升高的轻度前葡萄膜炎。典型 KP 为单个或数个、白色、圆形呈羊脂状,其他诸如炎性渗出、虹膜前后粘连等前葡萄膜炎体征缺如,无明显房水闪辉。

【鉴别诊断】

1. 其他葡萄膜炎继发青光眼:青光眼睫状体炎综合征是一种非常轻微的前葡萄膜炎,

同时伴有发作性眼压升高达 40mmHg 以上,具有特征性的羊脂状 KP。而其他类型葡萄膜发作时往往伴有灰白色尘状 KP、混有色素性 KP;房水闪辉阳性甚至出现渗出物;反复发作后出现虹膜前、后粘连,甚至虹膜色素及纹理的改变。

2. Fuchs 综合征:Fuchs 综合征是一种轻至中度慢性前葡萄膜炎,KP 形态与青光眼睫状体炎综合征不同,且对糖皮质激素治疗反应差,KP 经久不消,虹膜萎缩呈虫蚀样,约 85% 病例并发白内障;青光眼睫状体炎综合征对糖皮质激素治疗反应好,间歇期可无任何异常。

3. 原发性开角型青光眼:青光眼睫状体炎综合征 KP 可在发作数天后出现,或隐伏在房角处难以被发现,此时易误诊为 POAG;但 POAG 眼压呈逐渐升高而非发作性升高,存在典型视神经和视野损害,大多双眼发病。

（王　华）

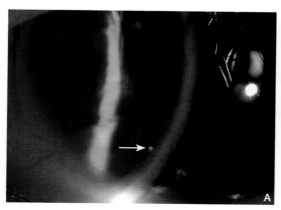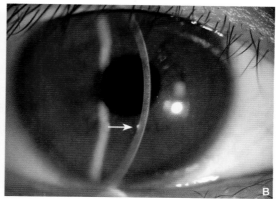

图 7-2-1　青光眼睫状体炎综合征

A、B:角膜下方孤立 KP 呈羊脂状(箭头处),表现为白色、圆形、边界清晰。

* 青光眼睫状体炎综合征应与急性前葡萄膜炎继发青光眼鉴别,后者发作时羊脂状 KP 与尘状 KP 并存、房水闪辉阳性、瞳孔缩小(参见图 7-1-6、7)

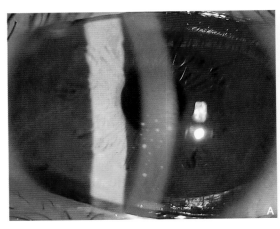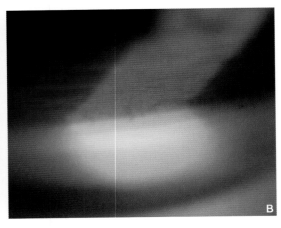

图 7-2-2 青光眼睫状体炎综合征

A：眼压发作性升高，角膜中下方数个羊脂状 KP，无房水闪光，瞳孔无缩小；

B：多次发作后，虹膜纹理正常，房角无色素、无粘连。

*青光眼睫状体炎综合征应与慢性葡萄膜炎继发青光眼鉴别，后者 KP 呈星状、边界不清，有时伴有"伪足"，房角可有粘连（参见图 7-1-9）。

*青光眼睫状体炎综合征应与 Fuchs 综合征鉴别，后者 KP 呈星状或羊脂状，KP 经久不消伴虹膜萎缩，房角开放，常并发白内障（参见图 7-3-3）

第三节　Fuchs 综合征

Fuchs 综合征亦称 Fuchs 虹膜异色性葡萄膜炎，因国人发生虹膜异色者显著少于白种人，所以国内惯用前一名称。经典三联征为轻度的前葡萄膜炎、虹膜异色和白内障（图 7-3-1）。继发开角型青光眼的发生率文献报道为 19% ～38%（图 7-3-2 ～4）。

【临床表现】

1. 青壮年发病，单眼受累，起病隐匿，多无明显自觉症状，直至视力明显下降才发觉；

2. 无睫状充血，轻微的房水闪辉和少量浮游细胞；

3. 多数患者的 KP 弥漫于整个角膜后方，少数分布于角膜中央或下方区域，特征性的星状 KP 呈灰白色、半透明、轻微凸起状，KP 之间有纤维状细丝连接，可经久不消；退行期可呈棕色且经久存在；

4. 虹膜弥漫性脱色素，呈虫蚀样或蛇皮样，虹膜颜色随着病情逐渐变浅；但在虹膜色素丰富的中国人，虹膜异色并不明显；

5. 虽然病程漫长，但虹膜不会发生前、后粘连；

6. 前房角色素增多，小梁网上出现纤细的新生血管，前房角镜检查或手术中易自发出血；

7. 白内障发生率高达 85%，以后囊下混浊为主，但发生较晚；

8. 眼压升高，病程长者出现青光眼性视神经损害；

9. 对糖皮质激素治疗反应差。

【诊断要点】 根据轻度的前葡萄膜炎反应、KP 形态、单侧性虹膜萎缩（或伴异色）、没有虹膜前后粘连、多数并发白内障等体征可以诊断。

【鉴别诊断】

1. 青光眼睫状体炎综合征：该病可多次反复发作，每次发作对糖皮质激素反应敏感，发作间歇期炎症反应完全消退或仅留孤立或数个羊脂状KP，不并发白内障；而Fuchs综合征的KP长期存在，对糖皮质激素治疗反应差，多数并发白内障，一旦继发青光眼，眼压持续性升高，前房角色素增多，小梁网可见新生血管。

2. ICE综合征：该病有进行性虹膜萎缩者易与Fuchs综合征混淆。前者无KP，但角膜内皮可有银箔样反光，前房角粘连性关闭或出现极为浓黑的污秽色素沉着，角膜内皮镜检查存在ICE细胞是确诊证据；后者即使病程长也没有虹膜前后粘连，KP经久不消，虹膜虽然萎缩但不形成孔洞，瞳孔居中，房角开放并有纤细的新生血管形成。

3. 慢性前葡萄膜炎继发青光眼：单侧的慢性前葡萄膜炎继发青光眼患者易与Fuchs综合征混淆，有无虹膜前后粘连与前房角镜检查是鉴别要点。

（王 华）

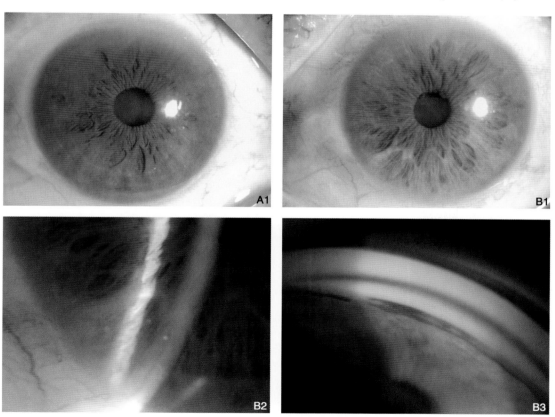

图 7-3-1 Fuchs 综合征

A1：健眼；

B1：患眼虹膜脱色素，使得双眼呈现异色表现，晶状体混浊；

B2：角膜后KP呈星状、半透明伴轻微凸起、KP经久不消；

B3：房角镜检查时诱发房角新生血管出血

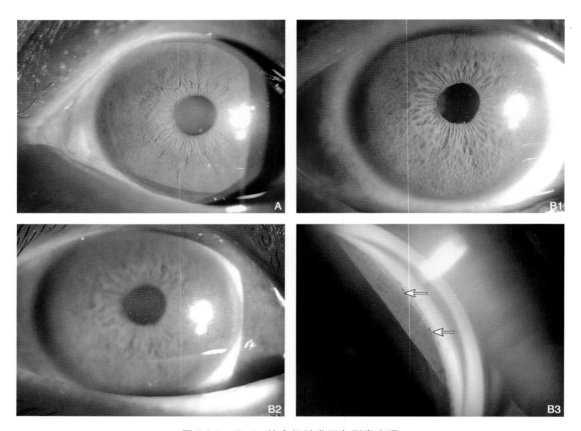

图 7-3-2 Fuchs 综合征继发开角型青光眼

A：健眼；

B1：患眼虹膜呈虫蚀样改变，已行白内障摘除术；

B2：中央角膜后较多灰白色、半透明 KP；

B3：房角开放，色素不均匀分布，可见纤细新生血管（箭头处）

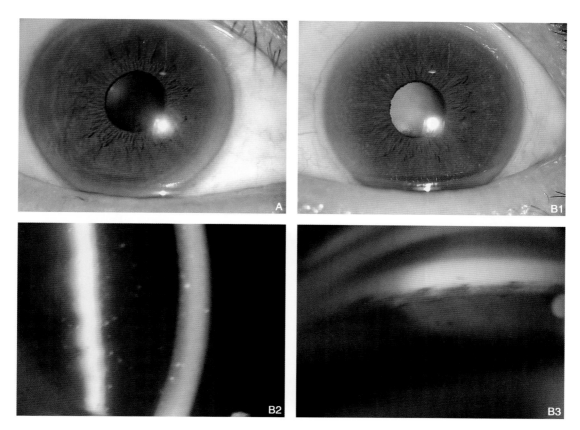

图 7-3-3　Fuchs 综合征继发开角型青光眼

A：健眼；

B1：仔细与健眼比较，患眼虹膜广泛轻度萎缩呈虫蚀样改变，瞳孔无粘连，晶状体混浊；

B2：患眼 KP 呈星状、半透明、轻微凸起，分布于角膜中央及下方，KP 之间有纤维状细丝连接，KP 经久不消；

B3：房角开放但色素较多。

* Fuchs 综合征应与慢性前葡萄膜炎继发青光眼鉴别，前者 KP 呈灰白色且经久不消，虹膜虫蚀状改变，无虹膜前后粘连，对糖皮质激素治疗反应差，白内障发生率高，而后者 KP 形态、数量常有变化，多有不同程度的虹膜前后粘连，糖皮质激素治疗有效（参见图 7-1-14）。

* Fuchs 综合征应与青睫综合征鉴别，后者发作性眼压升高，KP 为羊脂状，病程短且有自限性（参见图 7-2-2）

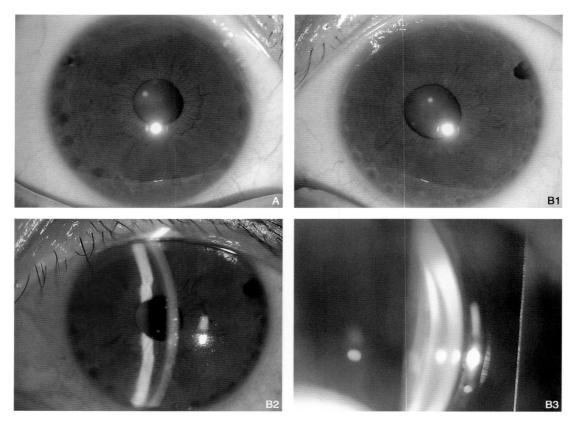

图 7-3-4　Fuchs 综合征继发开角型青光眼

因双眼前房较浅、左眼眼压高,曾被诊为"双眼原发性闭角型青光眼"而行双眼激光周边虹膜成形联合激光周边虹膜切除术。

A1:健眼,周边虹膜可见激光斑与激光孔;

B1:仔细与健眼比较,患眼虹膜颜色较浅,虹膜轻萎缩,瞳孔无粘连,可见激光斑与激光孔;

B2:角膜中央及下方有灰白色、半透明 KP;

B3:房角开放,鼻侧可见新生血管形成,血管脆弱,房角镜轻压后出血

第四节　单纯疱疹病毒感染与青光眼

单纯疱疹病毒(herpes simplex virus,HSV)在眼部可引起角膜炎、虹膜睫状体炎、急性滤泡性结膜炎、急性视网膜坏死等。其中角膜炎最为常见,累及角膜深层(盘状与基质性角膜炎)和角膜内皮者、合并虹膜睫状体炎者易引起眼压升高。由 HSV 引起的虹膜睫状体炎往往伴有角膜炎,但也有单独出现虹膜睫状体炎者。据统计单疱病毒性角膜葡萄膜炎患者28%可出现眼压升高,其中盘状角膜炎占54%,基质性角膜炎占40%。眼压升高机制:①小梁网本身炎症及水肿;②炎性细胞、纤维蛋白碎屑、色素阻塞小梁网;③房水黏性增加。总之,由于角膜内皮及小梁网炎症导致房水流出受阻,属于继发性开角型青光眼。

【临床表现】

1. 多为单眼发病,青壮年多见,常反复发作;

2. 伴发角膜炎者病灶区角膜上皮水肿，可有微囊样水泡，基质水肿，后弹力层皱褶，角膜知觉减退；

3. 伴发虹膜睫状体炎者可见灰白色、中等大小 KP，房水闪辉阳性。部分患者因角膜水肿严重，就诊时 KP 看不清，随着角膜水肿逐渐消退可看清 KP（图7-4-1、2）；

4. 病程长、反复发作虹膜睫状体炎者可伴有虹膜萎缩、粘连；

5. 眼压升高程度不一，可轻度升高，也可高达 50mmHg 以上；

6. 抗 HSV 治疗有效。

【诊断要点】　主要根据临床表现及体征进行诊断。临床特征为角膜知觉减退、角膜深基质水肿和角膜后沉着物，伴有葡萄膜炎表现和眼压升高。不伴角膜炎者诊断较为困难，可用 PCR 法检测结膜囊分泌物或泪液中的 HSV DNA。

【鉴别诊断】

1. 青光眼睫状体炎综合征：此病患者即使眼压很高，角膜上皮水肿也不明显，无内皮皱褶，KP 呈羊脂状，轻度葡萄膜炎反应。

2. ICE 综合征：该病典型表现为角膜银箔样反光，角膜水肿，部分病人有虹膜萎缩、裂孔形成和虹膜色素痣，房角粘连性关闭。角膜内皮镜下见到 ICE 细胞具有诊断意义。

3. 急性前葡萄膜炎/急性复发性前葡萄膜炎继发青光眼：HSV 仅引起虹膜睫状体炎而不伴发角膜炎者与特发性前葡萄膜炎容易混淆。应用 PCR 法检测结膜囊分泌物或泪液中的 HSV DNA 有助于鉴别。必要时可用抗病毒药物试验性治疗。

（王　华）

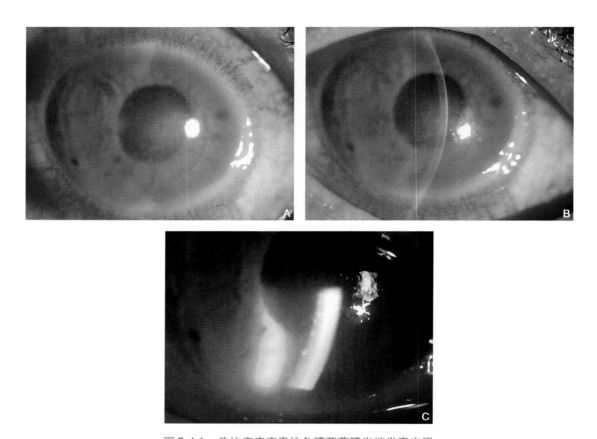

图 7-4-1   单纯疱疹病毒性角膜葡萄膜炎继发青光眼

A:睫状充血,眼压升高,角膜弥漫性雾状混浊,中央盘状致密混浊,角膜后数个较大的灰白色 KP;

B:角膜上皮弥漫性水肿,中央角膜基质水肿伴后弹力层皱褶;

C:高倍镜下见 KP 大小不一、灰白色,房水闪辉阳性

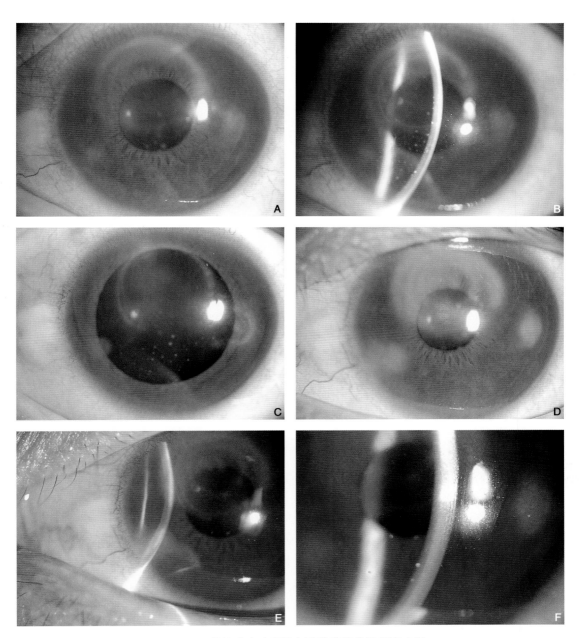

图 7-4-2　单纯疱疹病毒性角膜葡萄膜炎继发青光眼

A、B：初诊时，轻度睫状充血，眼压升高，角膜环形及斑块状浸润水肿，角膜中央及下方多量灰白色KP，房水闪辉阴性；

C：经散瞳、激素及抗病毒治疗后，角膜病灶水肿消退，KP转为棕灰色，眼压下降；

D、E：一年后病情复发，眼压再次升高，原角膜病灶处基质层又出现水肿；

F：复发时，角膜后散在灰白KP，房水闪辉阴性

第五节 带状疱疹病毒感染与青光眼

水痘-带状疱疹病毒感染在儿童表现为水痘,成人则表现为带状疱疹。水痘-带状疱疹病毒侵犯三叉神经第一分支(眼支)、第二支(眶下神经支)可导致带状疱疹性眼病。该病除颜面部皮肤损害外,还可引起结膜、角膜、葡萄膜等组织的损害,甚至继发青光眼。带状疱疹病毒性角膜前葡萄膜炎患者约16%发生继发性开角型青光眼,这与渗出的纤维蛋白或炎性细胞在小梁网沉积堵塞小梁网、房水黏性增加或病毒直接损害小梁网有关。

【临床表现】

1. 患者多为中老年人。

2. 患病前可有发热、全身不适及耳前淋巴结肿大、压痛。

3. 颜面部皮肤带状疱疹损害只发生在单侧,病变不超过中线;愈合后留有瘢痕及色素沉着。三叉神经眼支受累疱疹表现在前额部及上睑皮肤;三叉神经眶下神经支受累疱疹表现在下眼睑、鼻翼、颊部及上唇皮肤。

4. 角膜多表现为基质炎或内皮炎,导致角膜水肿或瘢痕;个别为上皮炎;角膜知觉减退。

5. 带状疱疹病毒性虹膜睫状体炎:多表现为轻、中度弥漫性非肉芽肿性虹膜睫状体炎,房水闪辉阳性,KP呈羊脂状或色素性,持续时间较长(图7-5-1)。易发生节段性虹膜实质坏死和扇形虹膜萎缩,导致永久性的瞳孔不圆,通常无虹膜后粘连(图7-5-2)。

6. 眼压升高:可轻度升高,也可高达50mmHg以上。

【诊断要点】 主要根据病史及临床表现进行诊断。可用PCR法检测房水中的水痘-带状疱疹病毒DNA及比较血清及房水中特异性抗体水平的Goldmann-Witmer系数(该系数>3即有诊断意义)。

【鉴别诊断】

1. 单纯疱疹病毒感染继发青光眼:单纯疱疹病毒性前葡萄膜炎与水痘-带状疱疹病毒性前葡萄膜炎临床表现相似,但前者常有角膜炎反复发作,无颜面部皮肤特征性损害。可用PCR法检测结膜囊分泌物、泪液或房水中的单纯疱疹病毒DNA。

2. 其他急性前葡萄膜炎继发青光眼:不发生颜面部皮肤特征性损害与角膜损害。用PCR法检测房水中的带状疱疹病毒DNA有助于鉴别。必要时可用抗病毒药物试验性治疗。

(王 华)

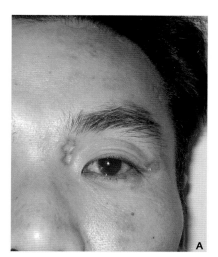

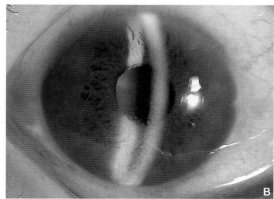
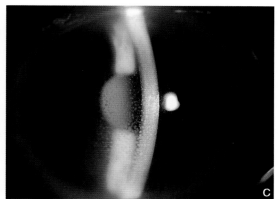

图 7-5-1 带状疱疹病毒性前葡萄膜炎继发青光眼

A:45 岁男性,左侧前额、鼻根部、外眦部皮肤有疱疹后瘢痕与色素沉着;

B、C:左眼眼压 35mmHg,角膜后大量类羊脂状 KP,房水闪辉阳性

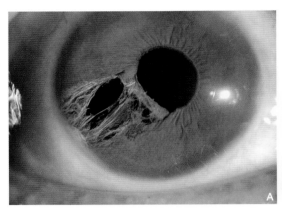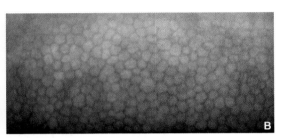

图 7-5-2　带状疱疹病毒感染所致陈旧性前葡萄膜炎

8 岁患儿,2 年前发热伴皮肤水痘后反复虹膜炎病史。

A:7:00 ~ 9:00 节段性虹膜萎缩、基质暴露、孔洞形成伴周边虹膜前粘连,瞳孔不圆、无粘连,KP、房水闪辉均为阴性;

B:角膜内皮细胞形态正常。

*本例应与进行性虹膜萎缩鉴别,两者均有虹膜萎缩、虹膜裂孔、虹膜周边前粘连,虹膜炎病史和角膜内皮细胞形态是鉴别关键,后者可见 ICE 细胞(参见图 3-1-6)

第六节　巩膜炎与青光眼

巩膜炎按其解剖位置分为浅层巩膜炎和深层巩膜炎,后者又分为前巩膜炎和后巩膜炎。约 1/5 的巩膜炎患者存在眼压升高,其中多数属于继发性开角型青光眼,少数属于继发性闭角型青光眼。发生继发性青光眼几率最高的是坏死性巩膜炎,其次为后巩膜炎(有人统计约 12% ~46% 的后巩膜炎患者出现眼压升高),结节性或弥漫性前巩膜炎较少发生。巩膜炎继发青光眼的机制较为复杂,多与巩膜炎累及葡萄膜有关,小梁网途径的房水流出障碍以及房水成分变化是较常见原因,巩膜炎并发的浆液性视网膜脱离及睫状体前旋可导致房角关闭。少数患者可能与巩膜或表层巩膜静脉压升高有关;部分患者属于长期应用糖皮质激素造成的激素性青光眼。

【临床表现】

一、前巩膜炎继发青光眼(图 7-6-1)

1. 弥漫性前巩膜炎与结节性前巩膜炎常有反复发作性眼痛;

2. 眼球触痛和眼球运动时疼痛加重;

3. 结膜和巩膜血管迂曲、怒张、充血,结节性前巩膜炎存在固定的炎性结节;

4. 坏死性前巩膜炎具有剧烈眼痛且进行性加重,经过一段时间后巩膜软化甚至穿孔;

5. 多合并不同程度前葡萄膜炎表现;

6. 眼压升高。

二、后巩膜炎继发青光眼(图 7-6-2)

1. 突然视力下降,伴有中度或剧烈眼痛、眼红;

2. 结膜和巩膜血管迂曲、怒张、充血;

3. 可有眼球突出、眼睑水肿和眼球运动受限；

4. 与前巩膜炎同时存在时，患者有眼球触痛和眼球运动时疼痛加重；

5. 多合并不同程度后葡萄膜炎表现；可伴有脉络膜水肿、渗出性视网膜脱离、视盘和黄斑部水肿等，严重者可导致晶状体虹膜隔前移，睫状体前旋、前房变浅，房角关闭；

6. 眼部 B 型超声检查可见沿巩膜扩展的水肿与正常视神经阴影成直角，即"T"形征；

7. 眼压不同程度升高。

【诊断要点】　根据典型临床表现多可诊断。

【鉴别诊断】

1. 急性闭角型青光眼：巩膜炎表现的结膜充血不同于急性闭角型青光眼的睫状充血，而表现为结膜和巩膜血管迂曲、怒张、充血的特异形态。急性闭角型青光眼眼压升高是由于房角关闭引起，有前房浅、色素性 KP、虹膜节段性萎缩、"青光眼斑"等体征。

2. 上巩膜静脉压升高引起的青光眼：颈内动脉海绵窦瘘、Graves 眼病以及特发性上巩膜静脉压升高继发开角型青光眼，可见表层巩膜静脉迂曲扩张，但无睫状充血，无压痛，无葡萄膜炎反应。

（王华　李建军）

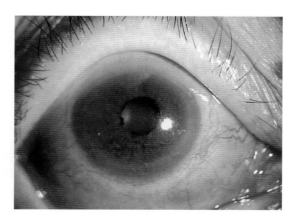

图 7-6-1　巩膜炎继发青光眼
慢性巩膜炎致巩膜变薄，可透见葡萄膜色泽，虹膜色素部分脱失，瞳孔局限后粘连，周边广泛前粘连，眼压升高

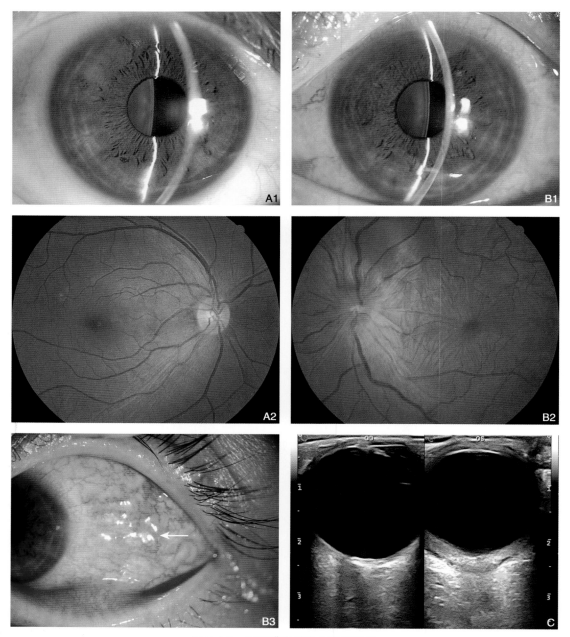

图 7-6-2 后巩膜炎继发左眼青光眼

A1、A2：右眼为健眼，前房深度正常，眼底正常；

B1：左眼眼压升高，结膜充血，前房变浅；

B2：左眼视盘充血水肿，视网膜皱褶，黄斑部水肿，视网膜血管迂曲；

B3：左眼结膜和巩膜血管迂曲、怒张、充血，赤道部可见巩膜结节（箭头处）；

C：眼部彩色超声多普勒扫描可见左眼球后部各层变厚以及球后水肿，球后水肿围绕视神经形成"T"形征（箭头处）。

*后巩膜炎继发青光眼应与急性闭角型青光眼鉴别，前者表现为结膜和巩膜血管迂曲、怒张、充血，眼超声检查"T"形征有助诊断；后者双眼前房浅，急性发作眼有结膜充血、瞳孔散大固定、虹膜节段性萎缩、色素性 KP、晶状体"青光眼斑"等典型体征

第八章　眼外伤与青光眼

第一节　眼内出血与青光眼

眼外伤致眼内出血后可通过多种机制导致眼压升高。

一、前房积血与青光眼

前房积血多见于眼球钝挫伤,也可见于眼球穿通伤以及内眼手术后。受伤后立即出血者为原发性前房积血,伤后 2～5 天出现者为继发性前房积血。

【临床表现】 眼球钝挫伤可以损伤虹膜大环或睫状体血管而引起前房积血。由于重力关系,血液在前房内形成液平,其平面能随头部位置变动而移动。出血多时可占满整个前房,出血量少时可以表现为房水血性浑浊,或者只能在房角镜下看到房角有少量的出血,有时表现为附着在虹膜或者角膜后的少量血膜。新鲜的出血为红色,时间较久或已形成血凝块者呈暗黑色。多伴有不同程度的视力下降和眼痛等表现(图 8-1-1)。

约有超过 1/3 的前房积血患者继发青光眼,积血量越多、积血时间越长则继发青光眼的可能性越大,表现为眼压升高、角膜不同程度的水肿。持续性高眼压可导致角膜血染,其病理学基础是角膜内皮功能受损后,血红蛋白进入角膜实质层(图 8-1-2、3)。

【诊断要点】 根据病史及临床表现进行诊断,主要依据如下:①裂隙灯下可见前房有血性液平面、血性房水或者虹膜表面有血膜残留,或房角镜下见到房角处有出血;②眼压升高。

二、溶血性青光眼

溶血性青光眼是指玻璃体大量积血后,红细胞碎屑、释放的血红蛋白以及吞噬了血红蛋白的巨噬细胞堆积到小梁网,造成小梁网孔淤塞,引起房水外流障碍而继发急性开角型青光眼。

【临床表现】 多在玻璃体积血后数天到数周,患眼突然急性发病,眼痛、眼胀,伴有同侧头痛、恶心、呕吐。依据眼压升高程度的不同,症状程度不同。患眼结膜混合充血,角膜上皮水肿,房水浑浊或者可见到红褐色漂浮细胞。房角镜下可见小梁网表面有红褐色色素堆积。

【诊断要点】 根据临床特点进行诊断,主要依据如下:①玻璃体大量积血的病史;②突然出现的眼痛、头痛、恶心、呕吐;③眼压升高,房水浑浊,房角镜下特异性表现;④房水细胞学检查可发现吞噬血红蛋白的巨噬细胞和红细胞碎屑。

三、血影细胞性青光眼

玻璃体积血或者前房积血一段时间后(多1~4周),玻璃体或前房内的红细胞发生变性,成为血影细胞。由于血影细胞变形能力下降,随房水循环到小梁网后不能通过小梁网的微孔,造成小梁网堵塞,由此而导致的继发性青光眼称为血影细胞性青光眼。

【临床表现】 依据前房内血影细胞量的不同,眼压升高程度也不同。可出现视物模糊、眼胀不适或眼球剧烈疼痛伴同侧头痛等症状。裂隙灯检查可见角膜后黄褐色血细胞沉着,房水和玻璃体内也有漂浮的黄褐色细胞。血影细胞数量多时可沉积在下方前房,形成假性前房积脓,呈黄褐色,偶尔下方有新鲜出血,形成特征性的下方红色、上方黄褐色的双层现象。房角镜检查房角为宽角,小梁网表面有少量或大量黄褐色细胞(图8-1-4)。

【诊断要点】 根据临床特点进行诊断,主要依据如下:①玻璃体或前房大量积血的病史;②眼压不同程度升高;③角膜后、房水、玻璃体内黄褐色细胞以及房角镜下小梁网表面有黄褐色细胞;④房水涂片细胞学检查可发现大量血影细胞。

四、铁质沉着性青光眼

球内铁质异物长期存留或眼内反复持续性出血,房水中的铁质增多,被小梁网细胞吞噬后沉积在小梁网上,引起小梁网功能障碍,造成继发性眼压升高,称为铁质沉着性青光眼。

【临床表现】 发病缓慢,表现为慢性视力下降,眼压升高。裂隙灯检查可见角膜后、晶状体前囊、虹膜表面大量点状浅黄色或浅棕色铁质沉着,晶状体棕黄色混浊,虹膜异色,玻璃体变性和液化。依据眼压升高时间的长短,可以有青光眼性视神经改变。房角镜检查房角为宽角,小梁网呈浅棕色混浊和色素沉着(图8-1-5)。

【诊断要点】 主要依据如下:①球内铁质异物或者眼内反复出血的病史;②眼压升高;③角膜后、晶状体前囊、虹膜表面铁质沉着以及晶状体棕黄色混浊;④房角镜下可看到小梁网浅棕色改变。

【鉴别诊断】 溶血性青光眼易与血影细胞性青光眼相混淆,二者均有玻璃体积血史,共同表现为眼压升高,主要通过房水细胞学检查进行鉴别:溶血性青光眼的房水中主要为吞噬血红蛋白的巨噬细胞和红细胞碎屑,而血影细胞性青光眼的房水中,很少看到细胞碎屑和巨噬细胞,主要为血影细胞。

(王怀洲)

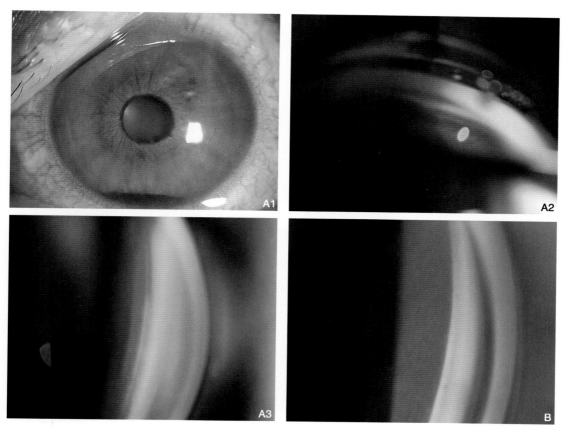

图 8-1-1　前房积血继发青光眼

A1：患眼眼压升高，睫状充血，角膜上皮水肿，下方前房陈旧积血；

A2、A3：房角镜检查患眼可见小梁网色素明显增多；

B：健眼小梁网无明显色素沉积

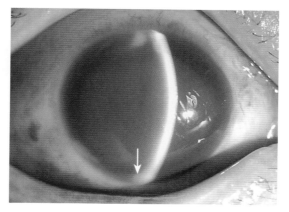

图 8-1-2　前房积血继发青光眼，角膜血染

眼压升高，角膜上皮水肿，角膜实质黄白色混浊，隐见周边
前房和虹膜，下方前房少许积血（箭头处），无法窥见瞳孔

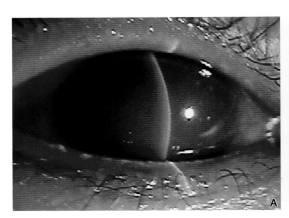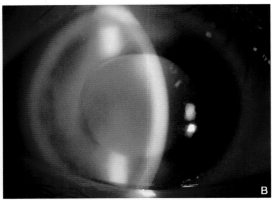

图 8-1-3　角膜血染

A：眼压升高，角膜上皮水肿，角膜基质全层棕色混浊，前房、虹膜、瞳孔均不可见；

B：一年后，周边角膜恢复透明，中央角膜基质遗留边界清晰的盘状混浊，瞳孔被完全遮挡无法窥见，虹膜大部分被机化膜覆盖，前房中深

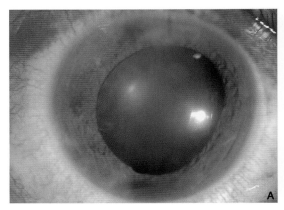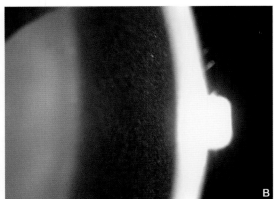

图 8-1-4　前房积血伴血影细胞性青光眼

A：眼压升高，角膜轻度水肿，下方前房少量凝固的血膜，上方可见前房冲洗的切口，瞳孔散大；

B：房水中大量黄褐色颗粒，房水细胞学检查证实为血影细胞

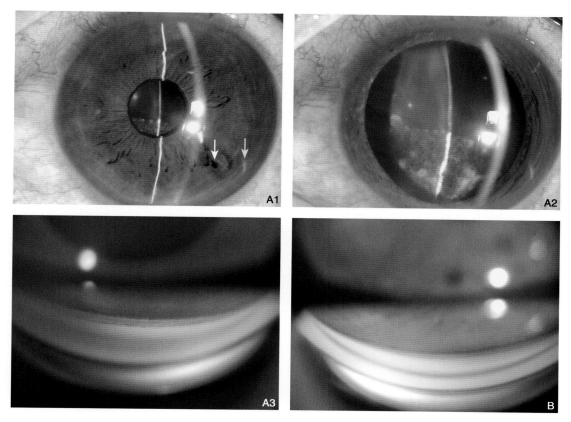

图 8-1-5 铁质沉着性青光眼

A1：患眼 4:00 方位可见陈旧角膜穿通伤口(黄色箭头)和相应的虹膜穿通伤口(白色箭头)；

A2：散瞳后可见晶状体前囊浅棕色铁质沉着，晶状体混浊；

A3：小梁网呈浅棕色，色素增多；

B：健眼房角正常

第二节 房角后退性青光眼

眼球钝挫伤后部分患者会发生房角撕裂、后退或者小梁网的撕裂伤(主要是睫状体的环形肌与纵形肌之间的撕裂)，造成小梁网功能障碍，多数患者表现为眼压缓慢性升高，少数患者伤后不久眼压即升高，称为房角后退性青光眼。

【临床表现】 慢性眼压升高，典型的青光眼性视神经、视野损害。房角镜检查表现为宽角，可见不同范围的房角后退，睫状体带增宽，或双眼房角不对称或患眼不同象限的房角结构不对称。UBM 可显示房角结构的改变。可伴有既往挫伤造成的眼局部改变，如虹膜根部离断、前房加深、外伤性瞳孔散大或瞳孔缘撕裂、虹膜萎缩、Vossious 环和前囊下白内障等(图 8-2-1～3)。

【诊断要点】 ①眼部钝挫伤的病史；②前房角镜检查可见房角后退，双侧明显不对称；③典型的青光眼性视神经损害和视野损害；④眼压升高。

【鉴别诊断】 本病应与原发性开角型青光眼相鉴别。主要鉴别点是①房角后退性青光眼有明确的外伤史,伤眼发病;②POAG 患者多为双眼发病;③前房角镜或者 UBM 检查可见明确的房角后退是房角后退性青光眼的确诊依据。

（王怀洲）

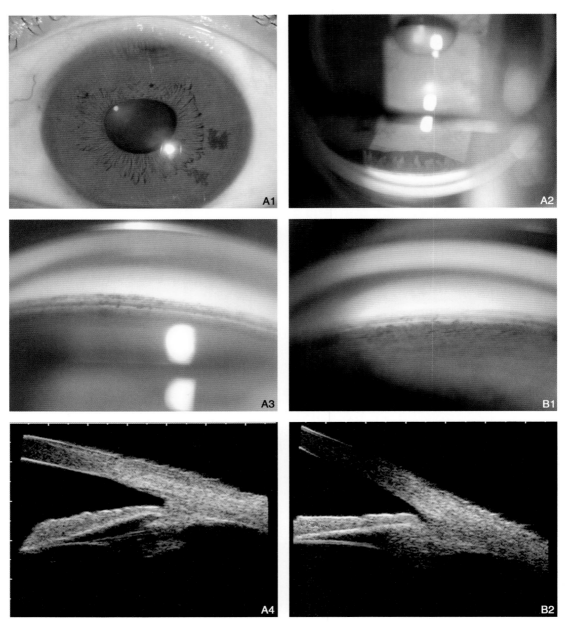

图 8-2-1　房角后退性青光眼

A1:患眼上方虹膜根部离断,瞳孔欠圆;A2:房角镜下可见上方虹膜根部离断区域的睫状突;A3:仔细与健眼房角比较,患眼下方房角睫状体带明显增宽,小梁网色素增多且不均匀;A4:UBM 显示房角隐窝增宽、变圆钝;B1、B2:健眼下方房角正常

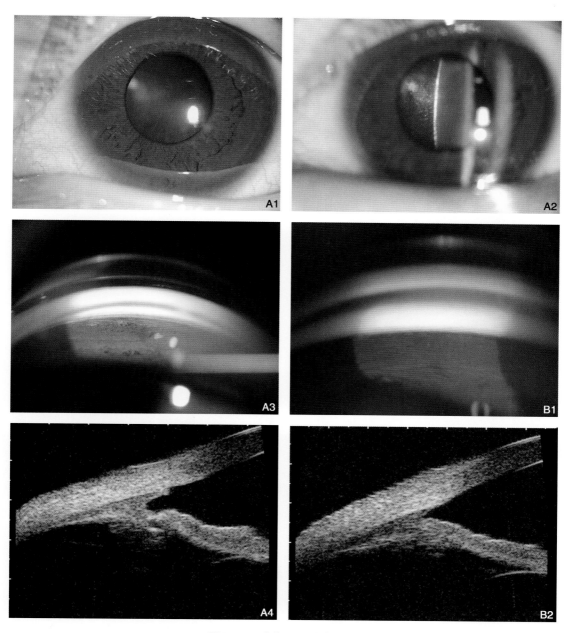

图 8-2-2　房角后退性青光眼

A1：患眼眼压升高，瞳孔轻度散大；

A2：钝挫伤导致晶状体后囊混浊；

A3：与健眼房角比较，患眼下方房角后退，睫状体带明显增宽；

A4：UBM 显示患眼房角隐窝增宽、变圆钝；

B1、B2：健眼房角正常。

　*房角后退性青光眼容易被误诊为 POAG，外伤史、单眼发病及明确的房角后退是鉴别要点，双眼房角镜检查对判断房角后退至关重要

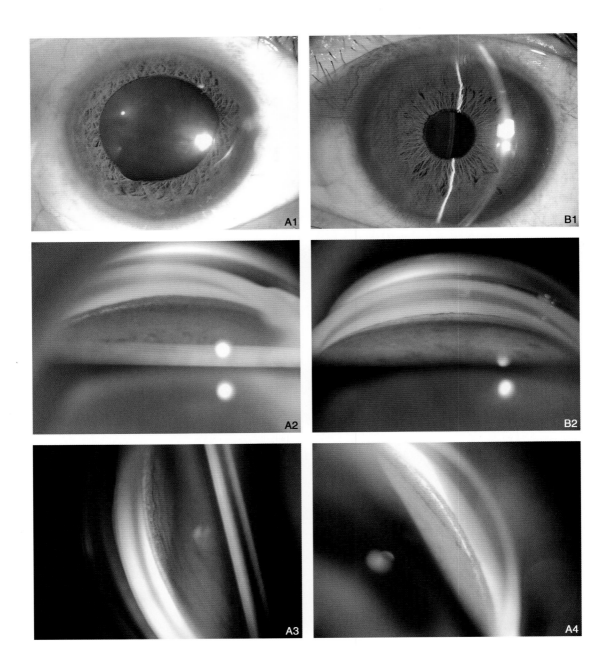

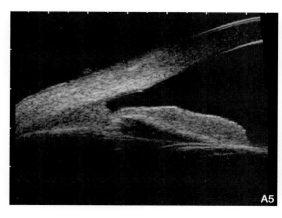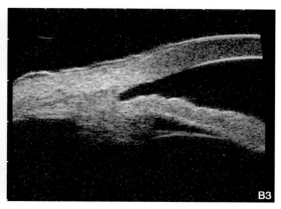

图 8-2-3 房角后退性青光眼

A1：患眼外伤性瞳孔散大、瞳孔缘撕裂（2：30、7：00 方位）；

A2～A4：房角镜检查下方（A2）、鼻侧（A3）、颞侧（A4）均有房角后退、睫状体带异常增宽、小梁网色素增多；

A5：UBM 显示房角隐窝增宽、变圆钝；

B1、B2、B3：健眼，房角正常

第三节　外伤性晶状体脱位继发青光眼

晶状体脱位是指晶状体离开正常的生理位置，包括半脱位和全脱位。部分晶状体悬韧带松弛或断裂造成晶状体偏离正中位置，称为晶状体半脱位或不全脱位。全部晶状体悬韧带断裂，晶状体完全游离到前房或者玻璃体称为晶状体全脱位。晶状体脱位导致青光眼的发病机制详见第五章第二节。

【临床表现】

1. 视力下降：由于晶状体位置改变导致屈光状态异常所致，包括近视和散光等。

2. 单眼复视：当晶状体赤道部位于瞳孔区时可发生单眼复视。

3. 前房深度改变：双眼前房深度不一致。晶状体向后移位或脱入玻璃体，则前房加深；晶状体向前移位，则前房变浅；晶状体偏斜，前房可深浅不一。

4. 虹膜震颤：由于虹膜失去晶状体支撑而发生。

5. 晶状体位置改变：脱位明显者可在瞳孔区看到晶状体赤道部，轻度半脱位不容易被发现，散瞳检查有时可见晶状体赤道部。晶状体完全脱位于前房可见油滴状的晶状体，若脱入玻璃体内，瞳孔区晶状体缺如。

6. 青光眼：可表现为急性或慢性眼压升高（图 8-3-1～3）。

7. 辅助检查：UBM 可见晶状体赤道部与睫状突距离不等。B 超可明确显示脱入玻璃体腔的晶状体回声影。

【诊断要点】 根据临床特点进行诊断，主要依据如下：①眼球钝挫伤史；②前房深度改变；③晶状体位置改变或 UBM 等探查证据；④眼压升高。

【鉴别诊断】 如果有明确的晶状体位置改变及伴随眼压升高，很容易明确诊断。脱位不明确者有时会与 POAG 混淆,应详细询问病史,有眼外伤史者必要时散瞳检查晶状体悬韧带。

（王怀洲）

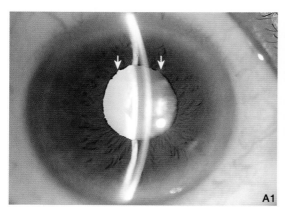
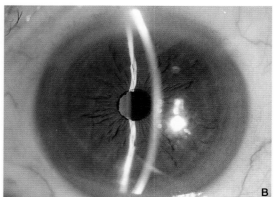
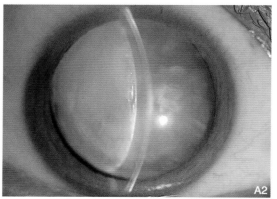

图 8-3-1　白内障合并晶状体不全脱位继发青光眼

A1:右眼上方瞳孔缘微小撕裂(箭头)伴瞳孔散大,前房明显较左眼浅,晶状体混浊,虹膜震颤阳性;

A2:右眼散瞳后可见晶状体前移、倾斜,2:00~9:00 晶状体悬韧带断裂,晶状体赤道部暴露;

B:左眼为健眼,前房深度正常。

*本例应与膨胀期白内障继发青光眼鉴别,外伤史,瞳孔缘撕裂,虹膜震颤阳性,UBM 检查均有助于诊断(参见图 5-3-1)

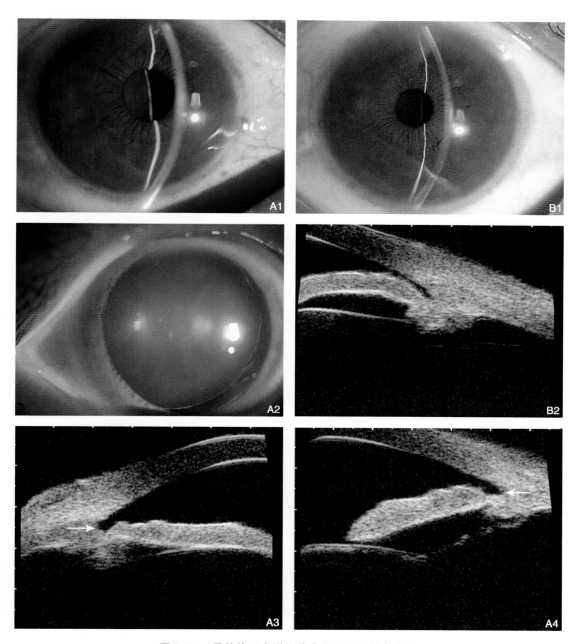

图 8-3-2　晶状体不全脱位伴房角后退继发青光眼

A1:患眼前房深浅不一,上方前房深,晶状体后倾;

A2:散瞳后可见 1:00~7:00 悬韧带断裂,暴露晶状体赤道部;

A3、A4:UBM 显示晶状体赤道部至睫状突距离各象限不等,同时伴有房角后退(箭头处);

B1、B2:健眼,前房略浅,周边虹膜膨隆,房角开放

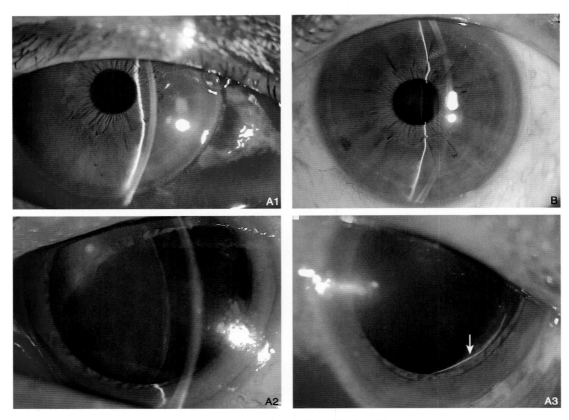

图 8-3-3　晶状体不全脱位继发青光眼

A1：患眼外伤后眼睑及球结膜下出血，前房较健眼明显变浅且上方、下方深度不一致；

A2：散瞳后前房明显加深，眼压下降；

A3：鼻下方晶状体悬韧带断裂，可见晶状体赤道部（箭头处）；

B：健眼，前房深度正常

第四节　上皮植入继发青光眼

眼球穿通伤后或内眼手术后，角膜或结膜的上皮组织通过伤口进入眼内并不断生长，覆盖在角膜内表面以及房角和虹膜表面，导致发生难治性青光眼。

【临床表现】　有明确外伤或手术史，眼压升高（图 8-4-1 ~ 2）。

1. 角、巩膜穿通伤口或手术切口存在；

2. 角膜后可见一层灰色透明或半透明的膜，虹膜基质层变平坦；

3. 房角镜检查可见房角粘连；

4. UBM 显示房角关闭，角膜后及虹膜表面膜状物生长；

5. 部分患者形成上皮植入性囊肿。

【诊断要点】　①明确的眼球穿通伤或内眼手术史；②角膜后灰色膜状物或囊肿形成；③房角粘连关闭；④眼压升高。

（王怀洲）

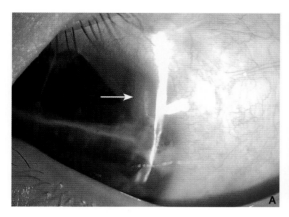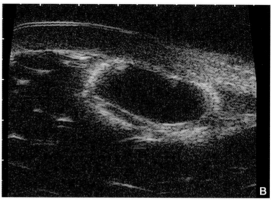

图 8-4-1 上皮植入性囊肿继发青光眼

A：眼压升高，前房浅，裂隙灯显微镜下可见颞侧角膜缘内透明囊肿（箭头处）；

B：UBM 显示周边前房囊肿形成

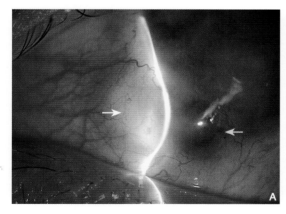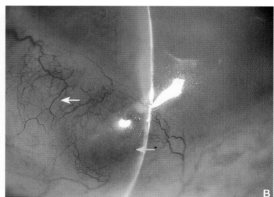

图 8-4-2 上皮植入性囊肿继发青光眼

A、B：左侧灰白色半透明隆起为角巩膜缘上皮植入性囊肿（白色箭头），右侧棕黑色隆起为眼压升高所致角巩膜缘葡萄肿（黄色箭头），角膜混浊，前房消失

第九章 内眼手术后继发青光眼

第一节 白内障手术后继发青光眼

白内障摘除、人工晶状体植入术后的任何时间都可以发生暂时性或持续性眼压升高,存在一种或多种发病机制(图9-1-1～11),人工晶状体术后眼压升高分为开角与闭角两种情况:

术后早期(术后24～48小时)眼压升高多为暂时性,前房角开放者眼压升高的原因包括:①前房黏弹剂、碎屑(色素、炎症碎屑、晶状体皮质)、血液存留;②术后眼内炎症反应。

前房角开放者眼压持续升高的原因包括:①原已患开角型青光眼;②手术后糖皮质激素诱导的青光眼;③新生血管性青光眼(房角开放期);④持续性眼内炎症;⑤人工晶状体放置于睫状沟导致色素播散。

前房角关闭者眼压升高的原因包括:①瞳孔阻滞:人工晶状体位置异常、前房型人工晶状体、晶状体囊膜、玻璃体都可以产生瞳孔阻滞;②术后严重炎症或出血导致瞳孔闭锁与前房角粘连关闭;③睫状环阻滞性青光眼;④原有闭角型青光眼,人工晶状体放置于睫状沟引起房角关闭;⑤上皮植入性囊肿导致房角关闭。

【诊断要点】 根据白内障手术史及术后眼压升高,诊断并不困难。通过眼前节及前房角镜检查,或应用UBM帮助了解人工晶状体位置、房角情况以及眼底视盘及RNFL检查等,明确眼压升高的原因。

【鉴别诊断】 白内障术后继发青光眼与原发性青光眼相鉴别,主要鉴别要点是:原发性青光眼眼压升高可见于术后任何时期,通常双眼发病,有明显的青光眼性视神经、视野损害。

(陈　琳)

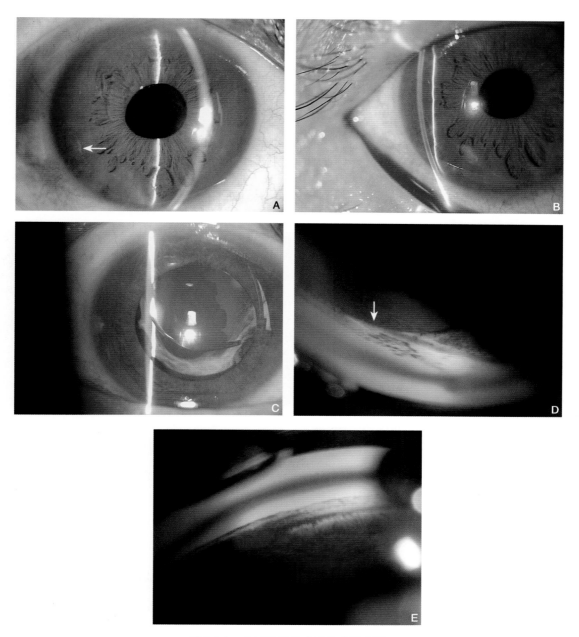

图 9-1-1 人工晶状体术后继发青光眼

A：眼压升高,前房深,8:00 周边虹膜脱色素(箭头处);

B：7:00～10:00 周边虹膜膨隆;

C：散瞳见人工晶状体位于囊袋前,并向上移位;

D：房角镜检查见晶状体袢将周边部虹膜顶压至小梁网(箭头处),造成部分房角粘连关闭;

E：房角开放处小梁网色素增多

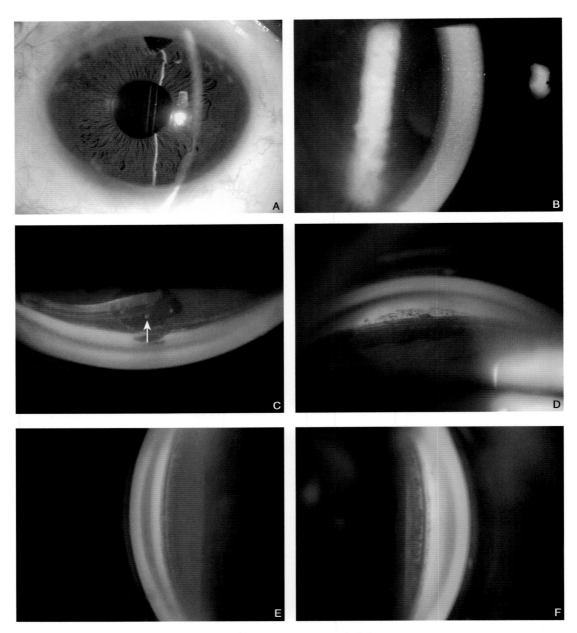

图 9-1-2 人工晶状体术后继发青光眼

A:眼压升高,角膜清,前房深,11:00 与 12:00 方位可见虹膜周切口;

B:角膜后可见大量色素性 KP;

C:房角镜下可见人工晶状体襻自 12:00 周切口处进入前房(箭头处);

C、D、E、F:全周房角可见小梁网色素增多,系人工晶状体不断刺激睫状沟导致色素播散所致。

*本例应与色素性青光眼鉴别,前者有白内障手术史,人工晶状体位置异常,房角色素分布不均匀,对侧眼房角正常;后者双眼发病,房角色素分布均匀、致密(参见图 4-1-3 ~ 4)

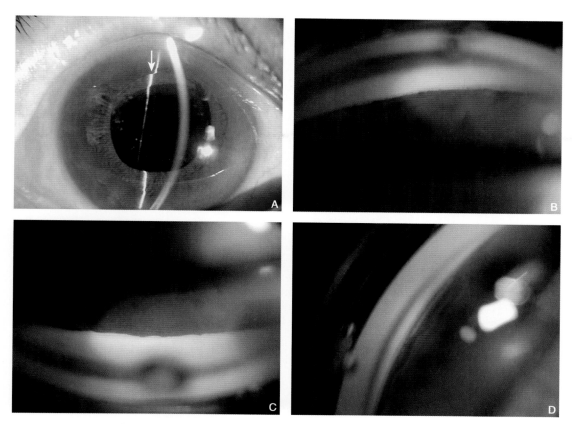

图 9-1-3　人工晶状体术后继发青光眼

A:眼压升高,角膜尚清,人工晶状体光学部上方虹膜夹持(箭头处),瞳孔中等大小;

B～D:房角大部分关闭,残存开放区色素较多

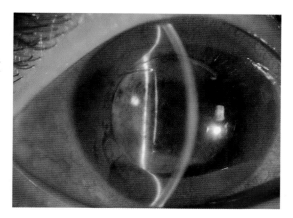

图 9-1-4　人工晶状体术后继发青光眼

眼压急性升高,角膜上皮水肿,瞳孔散大伴全周后粘连、
虹膜膨隆、房角关闭,房水闪辉阳性

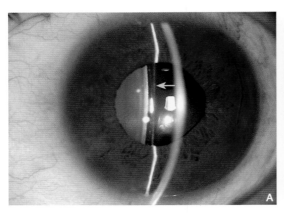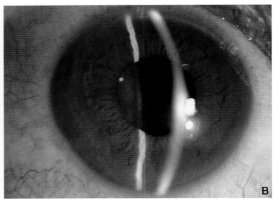

图 9-1-5 人工晶状体术后继发青光眼

A:有晶状体眼后房型人工晶状体植入矫正高度近视,术后眼压逐渐升高,晶状体清亮,其前方人工晶状体位置尚好(箭头处),前房深度与健眼相比明显变浅;

B:健眼前房较深

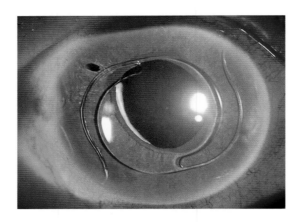

图 9-1-6 前房型人工晶状体术后继发青光眼

眼压升高,人工晶状体袢所对应房角粘连关闭,瞳孔缘色素层外翻,10:00 虹膜激光孔

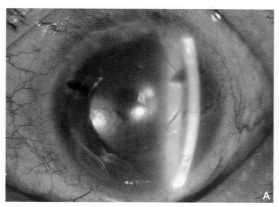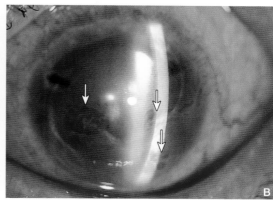

图 9-1-7　前房型人工晶状体术后继发青光眼,大泡性角膜病变

A:眼压升高,房角大部分粘连关闭,2:00、10:00 为虹膜激光孔;

B:角膜上皮水肿,多发上皮水泡(箭头处),部分水泡已破裂,患者主诉严重的刺激症状

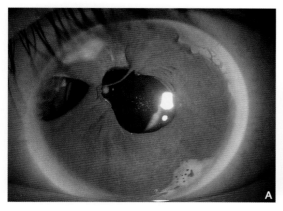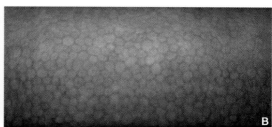

图 9-1-8　儿童人工晶状体二期植入术后继发青光眼

A:眼压升高,11:00 角膜缘混浊为手术切口瘢痕,周切口通畅,瞳孔欠圆,人工晶状体位于残存囊袋前,全周周边虹膜前粘连,5:00 周边虹膜片状脱色素,表面有凸起、形态大小不一的色素结节;

B:患眼角膜内皮细胞形态正常。

*本例应与 Cogan-Reese 综合征鉴别,前者白内障手术史且角膜内皮细胞形态正常,后者中青年发病,角膜内皮检查有 ICE 细胞(参见图 3-1-7)

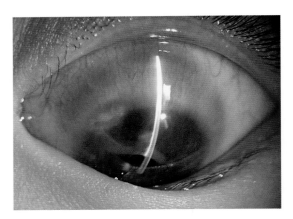

图 9-1-9　先天性白内障术后继发青光眼

上方角膜缘明显扩张,角膜增大,10:00～11:00 角膜缘可
见手术切口瘢痕,上方前房消失,瞳孔变形。

* 本例应与原发性婴幼儿青光眼鉴别,前者白内障手术在
先,眼球增大、角巩膜缘扩张在后,前房较浅

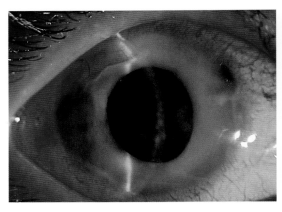

图 9-1-10　白内障术后继发青光眼

白内障手术后,严重的炎症反应导致虹膜广
泛机化、房角粘连关闭、眼压升高

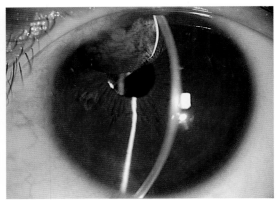

**图 9-1-11　白内障术后上皮植入性囊肿继
发青光眼**

白内障手术后,角膜缘切口处出现上皮植入
性囊肿并逐渐长大,眼压升高

第二节　穿透性角膜移植术后继发青光眼

　　穿透性角膜移植术后继发青光眼的病因可分为术前、术中与术后的因素。术前危险因
素包括术前已患青光眼、无晶状体眼、人工晶状体眼的大疱性角膜病变、眼外伤病史、眼前节
发育不良。术中的相关因素包括移植片的大小、黏弹剂的应用以及对周边虹膜前粘连的处
理是否得当。术后因素包括伤口渗漏导致前房形成不良、周边虹膜前粘连导致的房角关闭
(图 9-2-1～3)、术后前房炎症反应重、瞳孔区渗出膜导致瞳孔膜闭、长期使用糖皮质激素(图
9-2-4)等。

【临床表现】眼压多明显升高,可升高至 40～50mmHg;早期角膜植片通常清亮,而植床水肿变形;前房浅或消失;虹膜与切口粘连或广泛前粘连。

【诊断要点】①穿透性角膜移植手术史;②眼压升高;③角膜植片上皮雾状混浊、水肿,前房浅或消失,虹膜广泛前粘连,晚期可有角膜葡萄肿;④根据对侧眼的检查排除原有原发性青光眼的可能。

（陈　琳）

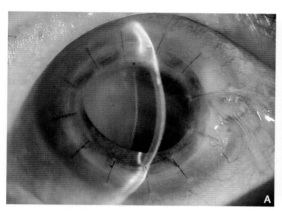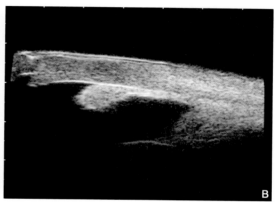

图 9-2-1　穿透性角膜移植术后继发青光眼
A:术后早期眼压升高,角膜植片上皮雾状水肿,虹膜广泛前粘连,周边无前房,植床水肿变形;
B:UBM显示周边虹膜与植床广泛前粘连,房角关闭

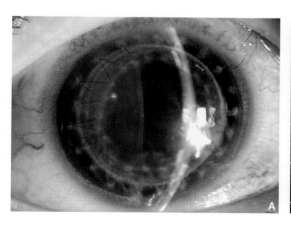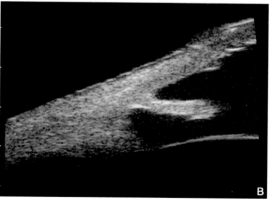

图 9-2-2　穿透性角膜移植术后继发青光眼
A:手术后眼压逐渐升高,角膜植片水肿,中央前房深,周边前房浅,瞳孔极大,瞳孔缘色素层明显外翻,周边虹膜基质萎缩;
B:UBM 显示周边虹膜前粘连,房角关闭

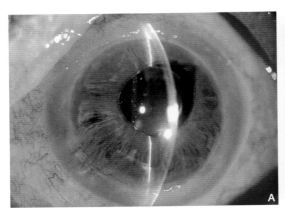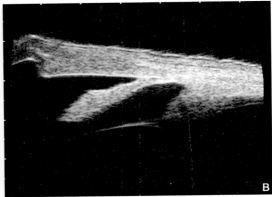

图 9-2-3 穿透性角膜移植术后继发青光眼

A：手术后数年眼压升高，角膜植片清亮，周边前房极浅；

B：UBM 显示周边虹膜前粘连，房角关闭

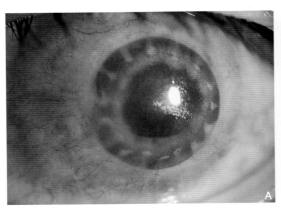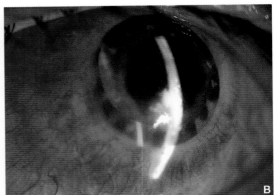

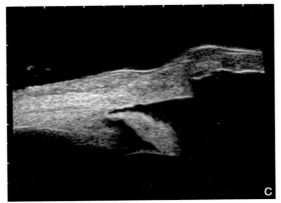

图 9-2-4 穿透性角膜移植术后激素性青光眼

A：长期使用糖皮质激素抑制排斥反应，角膜植片水肿，缝线处水肿；

B：前房较深；

C：UBM 显示房角开放

第三节　玻璃体视网膜术后继发青光眼

眼压升高是玻璃体视网膜手术后常见并发症,眼压升高可以发生在术后24小时内,表现为急性眼压升高;也可以发生在术后半年以上,表现为慢性眼压升高。原已存在房水引流障碍的患者更容易发生术后眼压升高。

玻璃体视网膜手术后继发性青光眼的发病机制可以是开角型或是闭角型。发生青光眼的主要原因是房水循环路径的扰乱和眼内辅助材料的影响,后者包括眼内注气、硅油、全氟化碳液体、巩膜扣带等(图9-3-1~9)。

发生闭角型青光眼的机制:①睫状体异常:炎症与静脉回流障碍本身导致的睫状体充血、肿胀和脱离,以及脉络膜水肿、渗出、出血对睫状体的影响,导致睫状体水肿前旋,推挤虹膜根部导致房角关闭;②瞳孔阻滞:无晶状体眼或人工晶状体眼术中应用的空气(气体),无晶状体眼玻璃体腔的硅油都直接可以造成瞳孔阻滞,术后残留在前房的全氟化碳液体可以阻塞下方的虹膜周切孔,炎性渗出膜可以直接封闭瞳孔,引起瞳孔阻滞;③炎症:术后长期的葡萄膜炎可以导致周边虹膜前粘连,形成继发性闭角型青光眼;④晶状体-虹膜隔前移:术中注入过多的硅油或是膨胀气体可以推挤晶状体-虹膜隔前移,导致继发性房角关闭;⑤眼前段解剖异常:术前已有闭角型青光眼的解剖特征,术后由于散瞳与俯卧位,可以诱发急性闭角型青光眼的大发作。

发生开角型青光眼的机制:①小梁网异常:血细胞、炎性物质、晶状体碎屑阻塞小梁网,或是炎症本身导致小梁网功能失常,影响房水外流;②新生血管性青光眼房角开放期:可以是玻璃体视网膜手术后的并发症或者见于严重的糖尿病视网膜病变,全视网膜光凝技术明显降低了这一并发症的发生;③血影细胞性青光眼:见于较多的玻璃体腔血液残留或是反复的玻璃体出血;④糖皮质激素性青光眼;⑤乳化的硅油滴堵塞小梁网;⑥原患开角型青光眼或是外伤性房角后退。

【临床表现】

1. 急性眼压升高

(1) 角膜:角膜上皮水肿或后弹力层皱褶;

(2) 前房:前房浅或正常,前房角开放或关闭;

(3) 虹膜:虹膜周切孔或瞳孔区可以被渗出封闭;

(4) 全身症状:可伴剧烈眼胀、偏头痛、恶心、呕吐。

2. 慢性眼压升高

(1) 眼压持续升高;

(2) 房角粘连或虹膜红变,硅油乳化;

(3) 眼底特征性青光眼视神经损害。

【诊断要点】根据玻璃体视网膜手术史及手术后眼压升高即可诊断。根据仔细的眼部检查(眼内气体、硅油、渗出膜等)及前房角镜检查(新生血管、乳化的硅油滴、前粘连)明确眼压升高的原因。

【鉴别诊断】患者恶心、呕吐、眼部疼痛,可能被误认为视网膜手术后反应,但没有视力下降、眼压升高以及角膜水肿的表现。

（陈　琳）

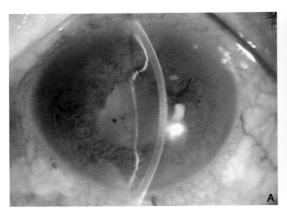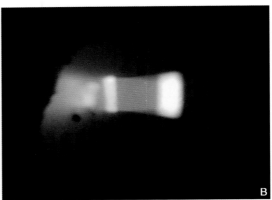

图9-3-1   脉络膜脱离型视网膜脱离术后继发青光眼
A:眼压升高,瞳孔粘连闭锁,虹膜膨隆,虹膜表面有新生血管;
B:房水闪辉呈强阳性

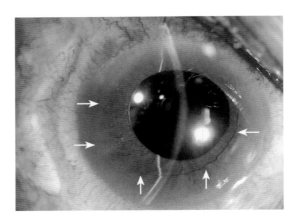

图9-3-2   硅油充填术后继发青光眼
玻璃体腔内硅油自瞳孔区进入前房,造成瞳孔阻滞、周边
前房消失(箭头示硅油界限)

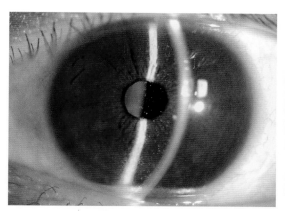

图 9-3-3 硅油乳化继发青光眼
硅油小滴在前房内漂浮

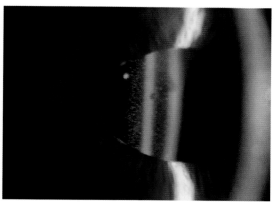

图 9-3-4 硅油乳化继发青光眼
人工晶状体后可见大量漂浮的硅油小滴

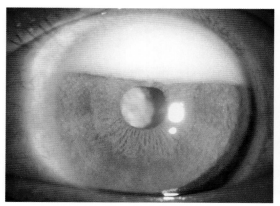

图 9-3-5 硅油乳化继发青光眼
大量乳化的硅油滴浮于前房上方,与房水形成界面,虹膜表面有较多硅油滴附着,自瞳孔区可见显著的后发障

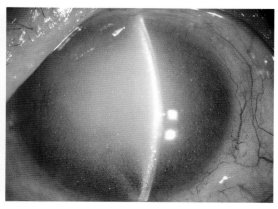

图 9-3-6 硅油乳化继发青光眼
大量乳化的硅油滴充满中央前房,周边前房消失

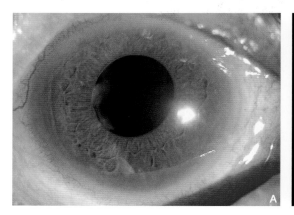
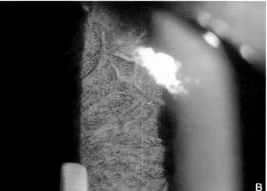
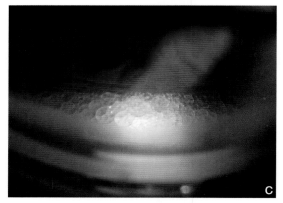

图 9-3-7　硅油乳化继发青光眼

A:眼压升高,眼部充血明显;

B:虹膜表面附着大量微小乳化硅油滴;

C:前房角镜下可见上方房角被大量乳化硅油滴堵塞

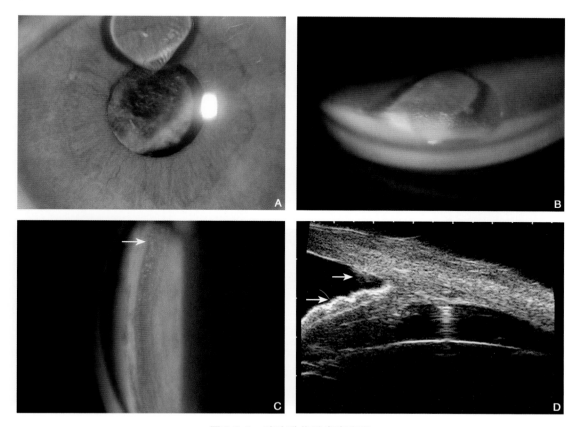

图 9-3-8 硅油乳化继发青光眼

A:瞳孔上方附着一个较大硅油滴,虹膜表面有纤细的新生血管;

B:房角镜下可见上述较大硅油滴,小梁网被大量微小乳化硅油滴堵塞;

C:房角镜下可见小梁网被微小乳化硅油滴堵塞(箭头处),周边虹膜有纤细的新生血管;

D:UBM 显示虹膜表面、小梁网强回声,提示乳化硅油滴贴附于虹膜表面并阻塞房角(箭头处)

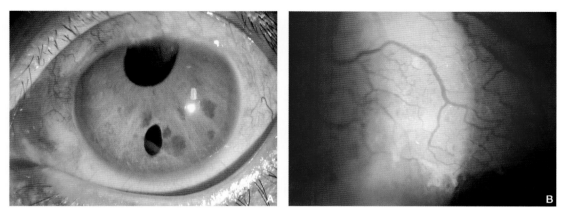

图 9-3-9 硅油乳化致青光眼滤过手术失败

A:20 年前曾行滤过性手术,术后眼压控制,瞳孔上移。下方虹膜孔为视网膜玻璃体手术所做;

B:视网膜玻璃体手术后数月,硅油小滴充满滤过泡,眼压失控

第十章　其他类型青光眼

第一节　糖皮质激素性青光眼

多因长期全身或眼局部使用糖皮质激素造成。糖皮质激素在临床上常被用来治疗眼局部或全身炎症疾病或自身免疫性疾病，眼部疾病如反复发作的葡萄膜炎，全身性疾病如系统性红斑狼疮、肾病综合征等。近年来由于治疗黄斑水肿而眼内或结膜下注射长效激素曲安奈德，成为临床上糖皮质激素性青光眼常见的重要原因。过敏性结膜炎长期滥用糖皮质激素眼药点眼也是糖皮质激素性青光眼的常见原因。

在普通人群中大约40%的个体对糖皮质激素敏感，被称为激素敏感者，多在使用糖皮质激素4~6周后眼压升高。激素敏感者中易发展成为糖皮质激素性青光眼的高危人群包括青光眼可疑患者、高度近视、1型糖尿病、结缔组织病等患者。

【临床表现】临床表现与原发性开角型青光眼相似（图10-1-1~3）。

1. 症状：多数患者为慢性眼压升高，个别患者表现为急性眼压升高。慢性眼压升高患者无明显感觉，一般在测眼压时发现，也有患者在眼压高于30mmHg时出现眼胀痛，到医院就诊时发现。急性眼压升高患者表现为眼痛、同侧头痛，伴有恶心呕吐等症状，多见于儿童。

2. 体征

（1）眼前节：慢性高眼压患者眼前节无明显异常，急性高眼压患者则有角膜水肿，瞳孔对光反射迟钝等表现。部分长期使用糖皮质激素患者可同时并发白内障。

（2）眼底：如果持续高眼压未得到及时控制，眼底视神经和视网膜神经纤维层可出现与原发性开角型青光眼类似的改变。

（3）视野：视野改变与原发性开角型青光眼类似。

【诊断要点】

1. 局部或全身有长期使用糖皮质激素病史；

2. 眼压升高；

3. 可存在典型青光眼性视神经损害与视野缺损。

【鉴别诊断】主要与原发性开角型青光眼鉴别，有无使用糖皮质激素病史是鉴别的主要依据。

（李树宁）

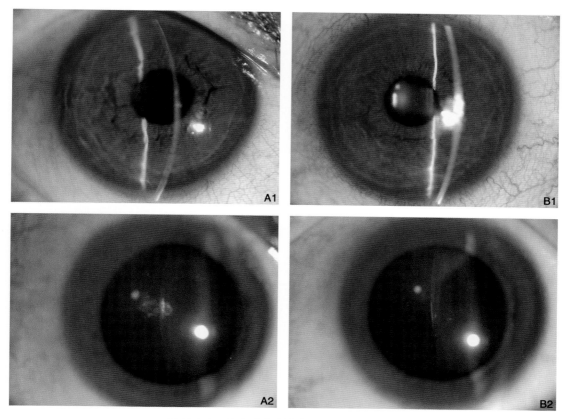

图 10-1-1　糖皮质激素性青光眼、并发白内障

　　双眼因"慢性结膜炎"使用含有地塞米松的滴眼液 6 个月。A1、B1：双眼眼压升高，前房深；A2、B2：散瞳后可见双眼晶状体后囊下混浊。

　　* 糖皮质激素性青光眼应与 POAG 鉴别，前者有长期使用糖皮质激素病史、合并以后囊下混浊为特点的白内障

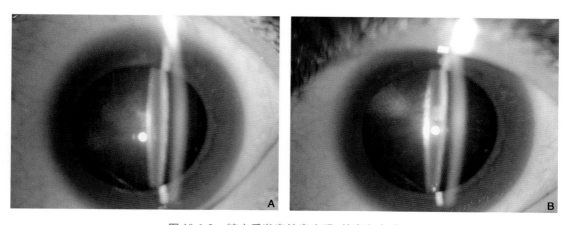

图 10-1-2　糖皮质激素性青光眼、并发白内障

　　患儿因肾病综合征口服糖皮质激素 5 年，治疗过程中因视力下降就诊发现双眼眼压高。A、B：双眼前房中深，散瞳后可见晶状体后囊下混浊

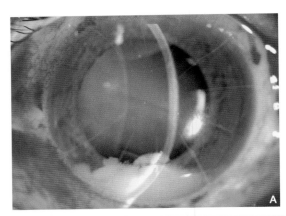

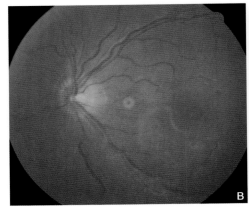
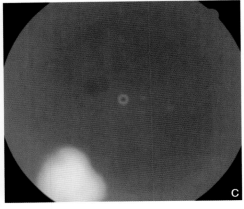

图 10-1-3　糖皮质激素性青光眼

　　因颞下视网膜分支静脉阻塞合并黄斑水肿于玻璃体腔内注射曲安奈德 4mg,术后 1 个月眼压升高,最高达 60mmHg。

A:注射后第一天,曲安奈德弥散至前房形成假性前房积脓(此患者曾行放射状角膜切开术);

B:注射后 1 个月,视网膜血管迂曲,但黄斑水肿消退;

C:注射后 1 个月,下方璃体腔内残留的曲安奈德呈白色团块状

第二节　眼内肿瘤与青光眼

　　眼内肿瘤可通过多种机制导致眼压升高,包括眼内容物增加迫使晶状体虹膜隔前移继发闭角型青光眼、睫状体脉络膜脱离继发闭角型青光眼、继发新生血管性青光眼、瘤细胞或异常色素阻塞小梁网、肿瘤直接侵犯前房角等。眼内肿瘤中视网膜母细胞瘤(retinoblastoma,RB)、脉络膜黑色素瘤、睫状体肿物(良、恶性)以及眼转移癌是继发青光眼的常见原因。

　　一、眼内原发肿瘤继发青光眼

　　1. RB 青光眼期:RB 继发青光眼的发病机制有多种,有人统计眼前节新生血管导致眼压升高占 70%,虹膜晶状体隔前移导致房角关闭占 27%,前房角肿瘤细胞浸润导致眼压升高占 3%。

【临床表现】

（1）继发新生血管性青光眼：眼压升高同时伴有虹膜表面及房角新生血管。新生血管可能是缺氧的 RB 肿瘤细胞或破裂的肿瘤细胞释放新生血管生长因子造成。

（2）继发闭角型青光眼：眼压升高伴有肿瘤相应区域前房变浅，房角关闭。有时可表现为闭角型青光眼急性发作，患儿长期高眼压可导致"牛眼"（图 10-2-1 ~ 2）。

（3）前房角肿瘤细胞浸润继发青光眼：可表现为非肉芽肿型葡萄膜炎，伴有或不伴有假性前房积脓（图 10-2-3）。

【诊断要点】 明确诊断为 RB 患儿，患眼眼压升高即可诊断。

【鉴别诊断】 有些 RB 继发青光眼的患儿首诊表现为眼球扩大，此时应当与先天性青光眼鉴别。如角膜透明，需散瞳后详细检查眼底，如角膜水肿较重，难以进行眼底检查，眼部超声或其他影像学检查是发现眼内肿瘤的重要手段。

2. 睫状体、脉络膜黑色素瘤继发青光眼：其继发青光眼的机制也是多种多样。

【临床表现】

（1）继发新生血管性青光眼：有人统计 56% 的脉络膜黑色素瘤继发青光眼患者为新生血管性青光眼。除眼压升高外，可观察到虹膜及房角新生血管（图 10-2-4）。

（2）继发闭角型青光眼：34% 的脉络膜黑色素瘤继发青光眼患者为肿瘤推动晶状体虹膜隔前移，导致房角关闭。房角关闭的机制与原发性闭角型青光眼相似，也存在瞳孔阻滞、虹膜高褶和睫状体前旋等几种情况（图 10-2-5）。

（3）黑色素溶解沉积继发青光眼：典型特征是眼压升高，虹膜异色和眼内色素播散，角膜内皮、虹膜前表面、玻璃体腔及房角均可见大量色素沉积（图 10-2-6）。

（4）肿瘤直接侵犯房角：多见于虹膜和睫状体黑色素瘤，肿瘤侵犯房角后导致房水外流障碍、眼压升高。房角镜检查和影像学检查可发现肿瘤已经累及到房角。

【诊断要点】 肿瘤的诊断主要依靠眼底检查、B 超或彩色多普勒超声、UBM、CT、MRI 等影像学检查，伴有眼压升高即可诊断为继发青光眼。

【鉴别诊断】 脉络膜黑色素瘤继发青光眼除了黑色素溶解沉积继发青光眼易与色素性青光眼相混淆外，其他均易诊断。色素性青光眼除了眼内色素沉积外，还具备前房深，反向瞳孔阻滞等体征，同时 B 超或彩色多普勒超声、UBM 等影像学检查可鉴别。

二、眼转移癌与青光眼

多种恶性肿瘤可转移到眼部，最常见的是乳腺癌和肺癌。转移癌继发青光眼的机制大多系癌细胞侵犯小梁网导致房水外流障碍。脉络膜转移癌也可由于肿瘤继发睫状体脉络膜脱离引起晶状体虹膜隔前移、房角关闭导致眼压升高。

【临床表现】 眼前节转移癌继发青光眼除了眼压升高外，眼前节虹膜或房角可观察到灰色、黄白色或白色血管丰富的组织团块，前房可有葡萄膜炎反应。UBM 可在相应位置发现肿物。部分患者由于转移癌推动虹膜晶状体隔前移，导致前房变浅，房角关闭。UBM 或眼部超声可发现肿物（图 10-2-7 ~ 8）。

【诊断要点】 具有眼外原发肿瘤病史、眼内异常肿物伴有眼压升高者高度提示转移癌。前房穿刺房水细胞学检查有助于诊断。临床上也可见到眼内不明性质肿物继发青光眼患者，并无原发肿瘤病史，此时应仔细全身检查寻找原发灶。

【鉴别诊断】 转移癌继发青光眼主要与眼部原发性恶性肿瘤继发青光眼相鉴别，是否具有恶性肿瘤病史是考虑转移癌的重要依据,确定诊断需要病理检查。部分转移癌继发青光眼的患者临床表现为眼压高,前房浅,此类患者应与原发性闭角型青光眼相鉴别,详细询问病史、眼底检查及影像学检查可帮助鉴别。

（李树宁）

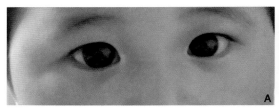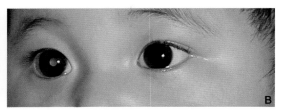

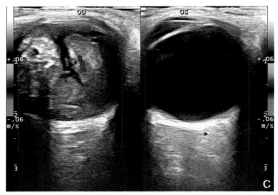

图 10-2-1 RB 继发青光眼

患儿因右眼眼压 30mmHg、角膜扩大,曾被误诊为"先天性青光眼"。

A:右眼球扩大,角膜 13mm,前房稍浅,正面像未见"白瞳";

B:经多方位检查,仅此方位发现右眼瞳孔区白色反光;

C:彩色多普勒超声显示右眼球内实性占位病变,术后眼球病理检查确诊为 RB

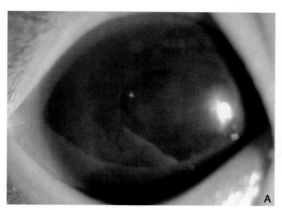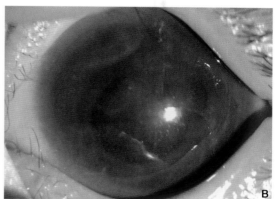

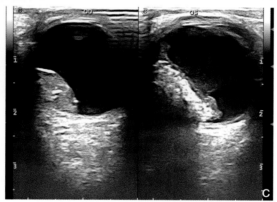

图 10-2-2 RB 继发双眼青光眼

A、B:双眼眼压升高,角膜水肿伴 Haab 纹,双眼角膜直径 14.5mm,前房略浅,瞳孔区无明显"白瞳症";

C:彩色多普勒超声检查显示双眼球内占位性病变,术后眼球病理检查证实为 RB。

* 本例应与原发性婴幼儿型青光眼鉴别,后者前房加深,眼底检查或超声检查无占位性病变(参见图 11-7)

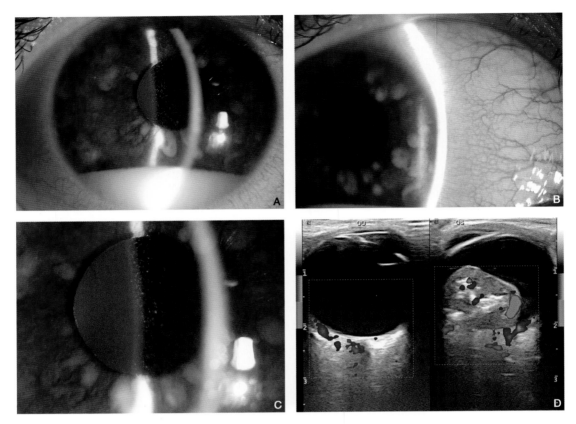

图 10-2-3 RB 继发青光眼

A:瘤细胞播散至前房,形成假性前房积脓;

B:瘤细胞呈白色团状附着于虹膜,周边前房大于 1CT;

C:前房内浮游大量瘤细胞;

D:彩色多普勒超声显示患眼内实性占位病变,术后眼球病理检查证实为 RB

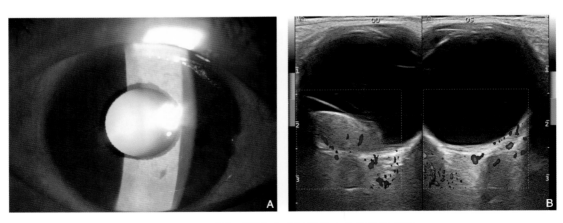

图 10-2-4 脉络膜黑色素瘤继发新生血管性青光眼

A:眼压升高,前房浅,瞳孔扩大,瞳孔缘色素层外翻,虹膜表面可见较多新生血管;

B:彩色多普勒超声检查显示患眼脉络膜实性占位病变,术后眼球病理检查证实为脉络膜黑色素瘤

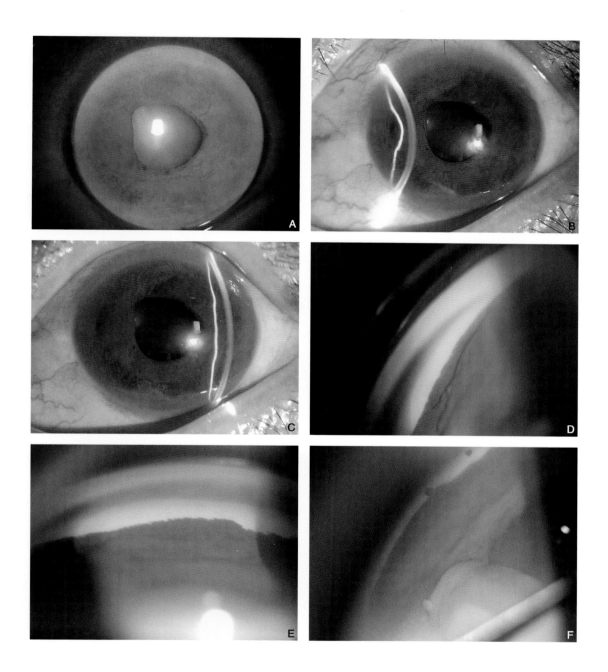

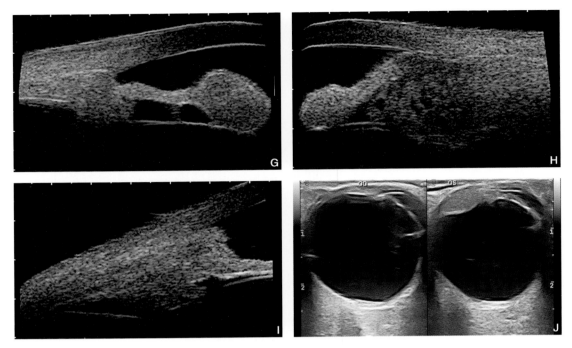

图 10-2-5   虹膜、睫状体黑色素瘤继发青光眼

A:患眼虹膜基质萎缩,虹膜表面广泛新生血管,7:00~8:00 中周部虹膜片状色素沉积;

B、C:前房浅,虹膜凹凸不平,角膜后、晶状体表面大量色素沉积;

D、E、F:房角镜检查大部分房角关闭,周边虹膜凹凸不平;

G、H、I:UBM 检查上方及下方虹膜睫状体、鼻侧虹膜探及不规则形中低回声实性病变,内回声不均匀,边界欠清,病变累及房角结构;

J:超声检查上方周边玻璃体内探及占位病变,术后眼球病理检查证实为虹膜、睫状体黑色素瘤

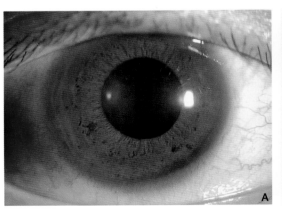

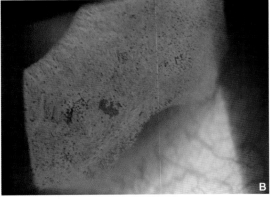

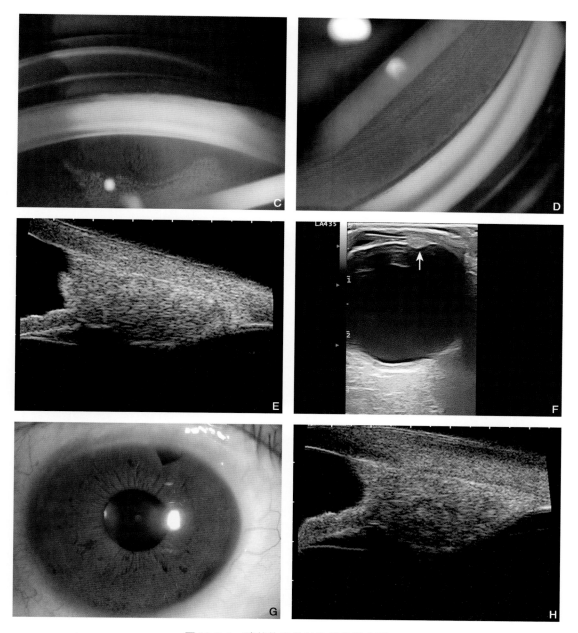

图 10-2-6　睫状体良性肿物继发青光眼

A、B：4:00～5:00 周边部虹膜可见深棕色半球形隆起，其附近虹膜表面散布棕黑色色素；

C：前房角镜下肿物外观；

D：肿物之外小梁网被大量色素堵塞；

E：UBM 显示睫状体占位性病变，累及虹膜和房角，边界清晰；

F：CDI 显示眼前节占位性病变（箭头处），玻璃体、视网膜无明显异常；

G：小梁切除术后 2 年，前房肿物未见明显增大；

H：术后 2 年，UBM 检查睫状体占位病变无明显扩大，边界清晰

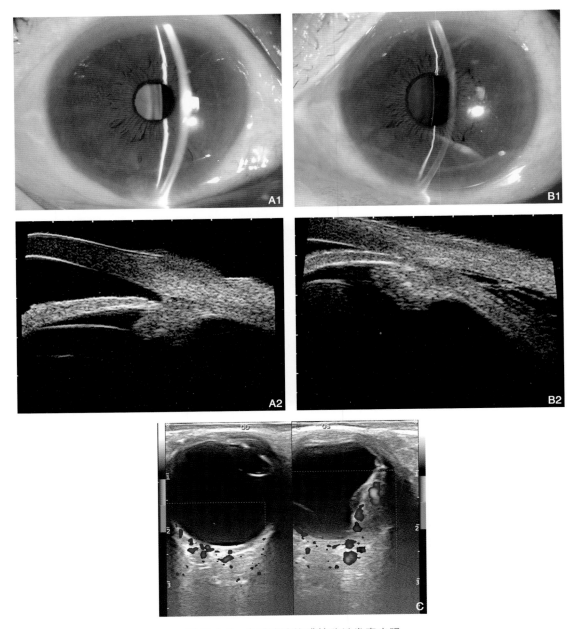

图 10-2-7   食道癌脉络膜转移继发青光眼

患者以左眼胀痛伴视力下降首诊眼科,因双眼前房浅、左眼眼压升高,曾被误诊为"双眼原发性闭角型青光眼",后经全身检查发现食道癌。

A1、A2:右眼为健眼,眼压正常,前房稍浅;UBM 显示右眼房角开放;

B1:左眼眼压升高,前房变浅;

B2:UBM 显示左眼 360°睫状体上腔渗漏,睫状体前旋,房角关闭;

C:彩色多普勒超声检查发现左眼脉络膜占位性病变合并脉络膜脱离。

* 本例与原发性闭角型青光眼鉴别要点:PACG 急性发作期经治疗眼压迅速下降后,可出现短暂的睫状体、脉络膜上腔渗漏,而在高眼压状态下一般不会发生睫状体脱离,且双眼具有浅前房、窄房角的解剖特征,超声检查发现球内占位病变是鉴别关键(参见图 2-1-4)

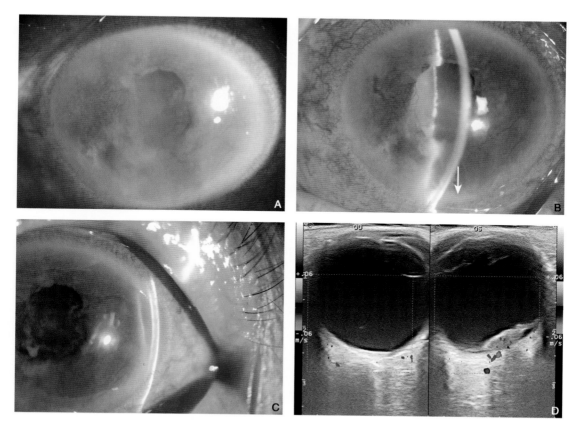

图 10-2-8 肺癌脉络膜转移继发青光眼

患者因眼痛首诊于眼科,后经全身检查发现肺癌。

A:眼压升高,前房内大量黄白色、絮状肿瘤播散物,瞳孔后粘连,虹膜基质萎缩、虹膜新生血管形成;

B:下方前房假性积脓(箭头处);

C:前房深度不等,下方虹膜膨隆;

D:彩色超声多普勒检查显示患眼球内实性占位病变

第三节 上巩膜静脉压升高继发青光眼

正常房水循环途径中,房水流出眼外经上巩膜静脉进入血液循环系统。当上巩膜静脉压升高,房水外流受阻可导致眼压升高。

一、特发性上巩膜静脉压增高继发青光眼(图 10-3-1、2)

【临床表现】

1. 眼前节表现:可单眼或双眼发病,患者可无明显症状。主诉为眼红,使用多种药物无缓解,裂隙灯下可见结膜血管并无充血,充血的血管为巩膜表层血管,巩膜无压痛;房角为开角,Schlemm 管充血。

2. 眼后节表现:具有与原发性开角型青光眼相似的眼底改变。

3. 上巩膜静脉压测量高于正常值(正常值为 8~11.5mmHg)。

【诊断要点】 根据巩膜表层静脉充血,眼压升高,典型的青光眼视神经和视野改变,同时除外眼外病变引起上巩膜静脉压升高者可诊断,有条件者可测量上巩膜静脉压。

【鉴别诊断】 主要与原发性开角型青光眼相鉴别,鉴别要点是巩膜表层静脉是否充血扩张,房角检查 Schlemm 管充血。

二、动静脉瘘继发青光眼(图 10-3-3)

常见于颈内动脉-海绵窦瘘和硬脑膜动脉-海绵窦瘘,由于动静脉沟通,造成上巩膜静脉压升高。

【临床表现】

1. 眼部表现:患者主诉耳鸣,可听到血管杂音,部分患者可无此症状。严重者有典型的搏动性突眼,所有患者均有表层巩膜静脉明显扩张迂曲,部分患者眼睑和球结膜水肿,低头时加重。眼底检查视神经可有典型青光眼性改变,视网膜静脉可充血扩张,也可正常。

2. 脑血管造影显示动静脉瘘。

【诊断要点】 脑血管造影及眼部典型表现如表层巩膜静脉充血扩张,眼压升高,眼底典型青光眼改变可诊断。彩色超声多普勒检查可发现球后眼动脉及眼静脉血流异常可辅助诊断。

【鉴别诊断】 主要与特发性上巩膜静脉压升高相鉴别,脑血管造影是鉴别的主要依据。

三、眶内静脉回流障碍致上巩膜静脉压升高(图 10-3-4)

Graves 眼病患者由于眶内炎性细胞浸润,眼外肌肥厚,纤维化,压迫涡状静脉或其他眶内静脉,导致静脉回流障碍,部分患者会出现上巩膜静脉压升高。眶内肿瘤随着瘤体的增大,部分患者也会出现眶内静脉受压回流障碍,从而引起上巩膜静脉压升高。

【临床表现】 Graves 眼病和眶内肿瘤继发上巩膜静脉压升高患者的常见表现为眼球突出,巩膜表层静脉扩张、迂曲,眼压升高,眼底出现典型青光眼视神经改变。Graves 眼病患者还同时具有睑裂扩大、眼睑退缩、上睑迟落、眼球运动受限等体征。

【诊断要点】 除了具备上巩膜静脉压升高继发青光眼的临床表现外,Graves 眼病患者还表现为眼球突出,睑裂扩大,眼睑退缩等体征。影像学检查是诊断眶内病变的重要辅助手段。

【鉴别诊断】 主要与特发性上巩膜静脉压升高和动静脉瘘导致上巩膜静脉压升高相鉴别。临床表现、实验室检查、颅内血管造影、眼部影像学检查是鉴别的主要依据。

（李树宁）

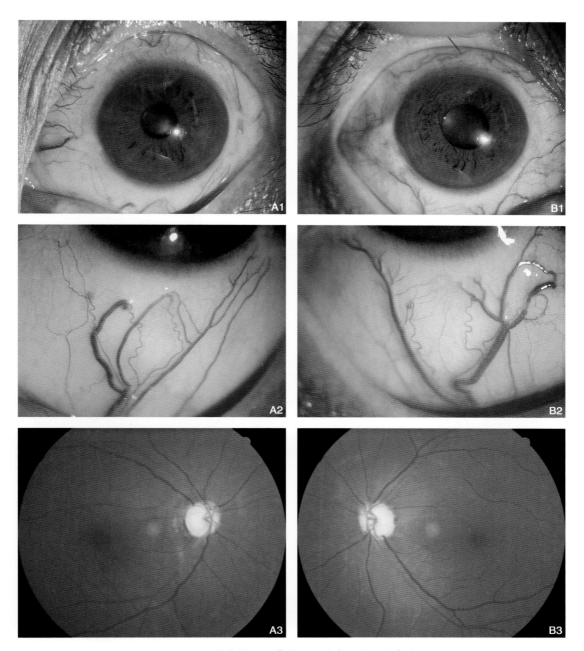

图 10-3-1　特发性上巩膜静脉压升高继发双眼青光眼

A1、B1：双眼压升高，角膜清亮，前房中深；

A2、B2：双眼巩膜表层静脉充血、怒张、迂曲；

A3、B3：双眼各象限盘沿丢失，弥漫性 RNFLD。

* 本例曾误诊为 POAG，仔细地眼部检查，发现巩膜表层静脉充血、怒张是诊断关键

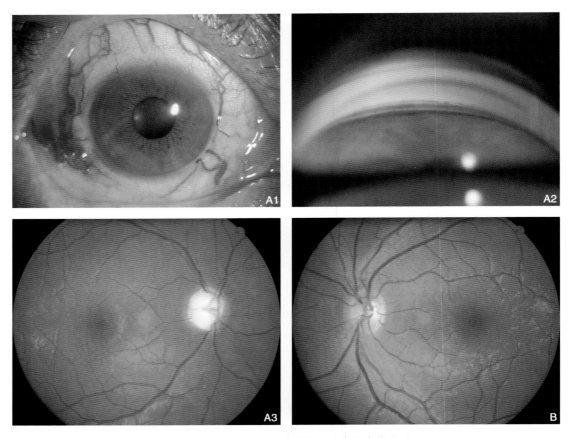

图 10-3-2 特发性上巩膜静脉压升高继发青光眼

A1：患眼巩膜表层静脉充血、怒张、迂曲；

A2：房角开放，Schlemm 管充血；

A3：视盘呈晚期青光眼性视神经损害；

B：健眼眼底正常

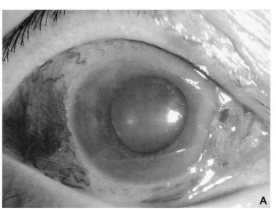
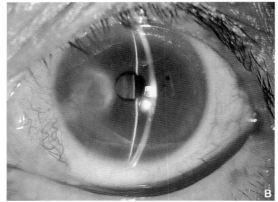

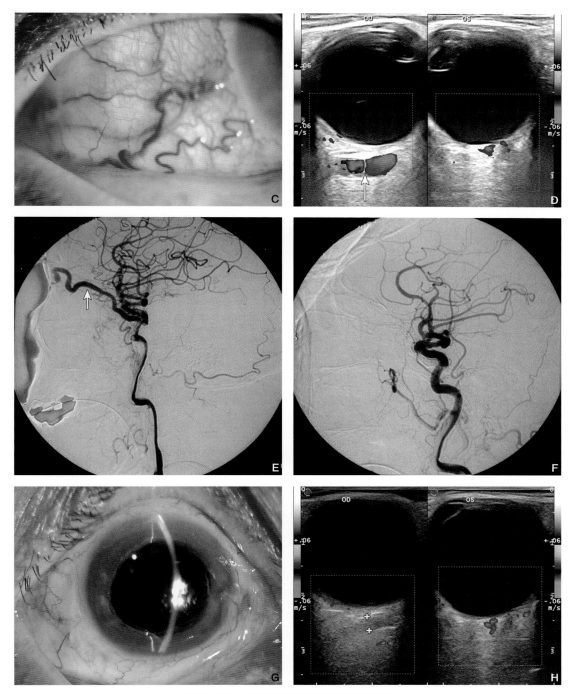

图 10-3-3　硬脑膜动静脉瘘继发青光眼

A:右眼显著充血、眼压升高、角膜水肿、前房浅、瞳孔散大且固定;B:左眼为健眼,前房稍浅,眼压正常;C:右眼巩膜表层静脉充血、怒张、迂曲;D:彩色超声多普勒检查右眼显示极度扩张的眼上静脉,管腔内混有动、静脉血流(箭头处);E:全脑血管造影显示右侧海绵窦部硬脑膜动静脉瘘,向眼上静脉、岩下窦引流(箭头示扩张的眼上静脉);F:瘘口栓塞后即行颈总动脉造影,显示瘘口已闭塞,异常引流消失;G:瘘口栓塞术后两周,右眼巩膜表层静脉充血消退,其后行青光眼白内障联合手术;H:彩色多普勒超声检查显示瘘口栓塞术后右侧眼上静脉内已无异常血流

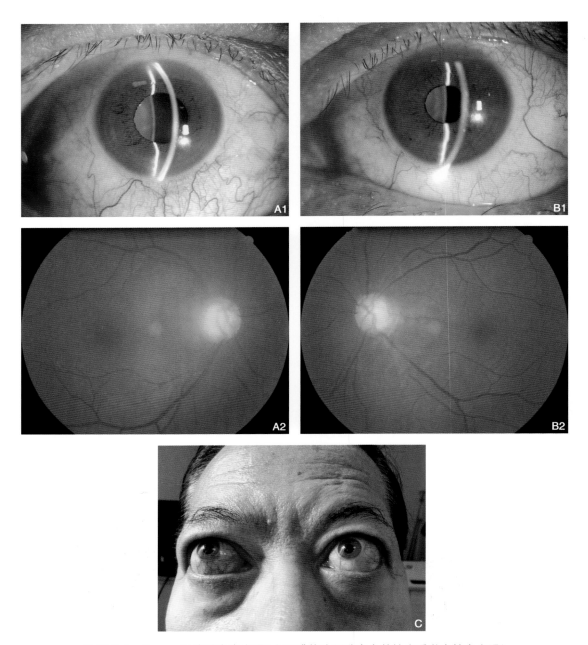

图 10-3-4　Graves 眼病继发青光眼（上巩膜静脉压升高合并糖皮质激素性青光眼）
患者因甲状腺功能亢进、严重眼球突出口服糖皮质激素两年，视力下降一年。
A1、B1：双眼眼压升高，巩膜表层静脉扩张、迂曲，晶状体后囊下混浊；
A2、B2：双眼视盘呈晚期青光眼视神经损害，各象限盘沿明显变窄，弥漫性 RNFLD（右眼因晶状体混浊致眼底朦胧）；
C：眼球突出，睑裂扩大、眼睑退缩

第十一章 原发性先天性青光眼

原发性先天性青光眼(primary congenital glaucoma)是先天性小梁网和(或)前房角发育异常,阻碍了房水外流而导致的青光眼,同时不伴有其他眼球发育异常或全身发育异常。根据发病年龄不同,分为原发性婴幼儿型青光眼(primary infantile glaucoma)和青少年型青光眼(juvenile glaucoma)。

一、原发性婴幼儿型青光眼

出生时至 3 岁发病的原发性先天性青光眼称为原发性婴幼儿型青光眼,约 75% 的病例双眼发病,80% 以上的病例在 1 岁内发病。约 10%～12% 的患者有家族史,而大多数属于散发。普遍认为先天性青光眼为常染色体隐性遗传,也有人提出了常染色体显性遗传和多因子遗传学说。既往研究认为 CYP1B1 基因是相关的致病基因。

【临床表现】

1. 畏光、溢泪和眼睑痉挛:由于眼压升高角膜上皮水肿刺激引起。此三联症可先于其他体征出现,也是求诊的常见原因。

2. 眼球扩大、角膜增大(图 11-1):婴幼儿时期眼球结缔组织弹性较大,受眼压升高的影响导致眼球扩大。这种扩张累及到眼球各个部位,可导致角膜增大(直径超过 12mm),特别是在角膜缘处;前房加深;巩膜变薄,呈蓝色外观;晶状体悬韧带拉长甚至断裂,导致晶状体半脱位。眼球增大后可出现眼睑内翻。

3. 角膜水肿、混浊:在疾病早期,眼压升高所导致的角膜水肿可以是间断性的。随着角膜被拉大,可导致后弹力层破裂,房水进入基质层和上皮层,引起角膜水肿和混浊加重,流泪和畏光症状更加严重。如果眼压没有得到及时控制,角膜继续增大可导致角膜混浊加重、瘢痕化、糜烂和溃疡。

4. Haab 纹(图 11-2、图 11-3):高眼压导致角膜后弹力层破裂,角膜内皮细胞将移行覆盖缺损区,新形成的后弹力层边缘表现为角膜后部透明的平行嵴,即 Haab 纹。可以一个也可以多个。周边部 Haab 纹呈同心圆状与角膜缘平行,接近或穿过中央视轴的 Haab 纹可有各种走向。Haab 纹引起的不规则散光会对视力产生持久影响。Haab 纹的存在提示 3 岁前曾有过眼压升高眼球扩张的病史。

5. 前房角异常:房角开放,但存在小梁网发育不良,小梁网丧失正常的无色、透明、均质的外观。虹膜根部附着位置靠前,可平坦附着于小梁网上。前房角可以见到较多的虹膜突

（图 11-4 ~ 5）。

6. 视神经损害：随病情发展出现视神经损害，但婴幼儿视杯凹陷具有可逆性，眼压下降后视杯可缩小（图 11-6）。通过观察视杯变化，可判断疗效、评估预后及随访监测病情变化。

【诊断要点】 根据典型三联症症状，角膜直径增大、水肿、Haab 纹、深前房，大眼球，视杯扩大、房角异常改变、眼压升高等体征，不难作出原发性婴幼儿型青光眼的诊断。但在作出诊断前，应详细询问病史、进行全面眼部检查，排除其他青光眼或其他眼部疾病。对因角膜混浊看不到眼底的患者，必须行眼部超声波检查以除外眼内占位病变所致的继发性青光眼。

【鉴别诊断】

1. 婴幼儿期发病的继发青光眼：发病早者也可出现眼球扩大、角巩膜缘扩张、角膜混浊、溢泪等。应仔细询问病史，寻找原发病的症状体征，影像学检查是重要的鉴别手段。

（1）视网膜母细胞瘤继发青光眼：屈光间质清亮者通过仔细的前节、眼底检查可发现瘤体从而确诊；角膜水肿显著、屈光间质不清者应行超声波、CT 等影像学检查，以免将眼内肿瘤漏诊（图 11-7）。

（2）永存原始玻璃体增生症（persistent hyperplastic primary vitreous，PHPV）继发闭角型青光眼：PHPV 多为单眼发病，多数在儿童期才发现眼压升高，少数发生较早者可表现为眼球扩大、角膜混浊。晶状体后纤维血管膜的增殖与收缩是 PHPV 继发闭角型青光眼的直接原因，所以患儿前房变浅，而原发性婴幼儿型青光眼表现为深前房。彩色多普勒超声显示玻璃体腔内条索状回声影，其内有连续的动脉血流，由视盘向晶状体后延伸。（详见第六章第四节）。

（3）葡萄膜炎继发青光眼：宫内罹患的葡萄膜炎可继发青光眼，患儿出生时即可发现眼球扩大、角膜混浊，但前房变浅或消失，虹膜纹理不清、萎缩甚至出现新生血管，可同时并发白内障。角膜混浊显著者可借助 UBM、眼部超声检查帮助判断。

2. 角膜炎：婴幼儿时期所患角膜炎，可因角膜混浊、刺激症状而被误诊为婴幼儿型青光眼，但角膜直径正常，无 Haab 纹，角膜缘无扩张，前房不深，眼压正常。

3. 先天性大角膜：出生时角膜直径超过 13mm，其后角膜直径不再增大，角膜透明，角膜缘结构正常；前房较深；眼压正常；视功能一般不受影响，无青光眼性视神经损害；几乎均为男性；双眼对称。

4. 角膜混浊的其他原因：如角膜巩膜化、代谢性疾病（如同型胱氨酸尿症、黏多糖症、组织细胞增多症等）、产伤、角膜内皮营养不良、角膜后部多形性营养不良等。这些患者无 Haab 纹，无角膜缘扩张，角膜直径正常，眼压正常。

二、原发性青少年型青光眼

3 ~ 30 岁之间的开角型青光眼统称为青少年型青光眼，将 3 岁作为区分婴幼儿型青光眼和青少年型青光眼的分界点，因为 3 岁后眼球不再随眼压升高而扩大。

【临床表现】 原发性青少年型青光眼一般无明显症状，少数患者主诉不同程度的眼胀、头痛，故多数患者在视功能损害严重、视力显著下降后才被发现。眼压升高的范围多在 25 ~ 50mmHg，前房角镜下有提示房角发育异常的表现，如虹膜插入点前移、大量密集的虹膜突等。视神经损害的形态与原发性开角性青光眼相似（图 11-8 ~ 9）。

（乔春艳）

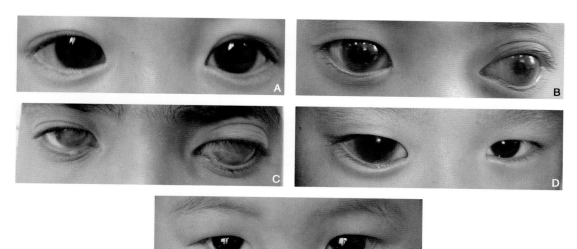

图 11-1 原发性婴幼儿型青光眼外观表现

外观表现为患眼眼球扩大、角膜增大。

A ~ C:双眼发病；

C:双眼角膜明显混浊；

D:右眼患病，可见明显的角膜缘扩张；

E:左眼患病，伴下睑内翻

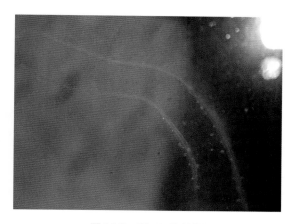

图 11-2 Haab 纹特征

眼压升高导致后弹力层破裂，角膜内皮细胞移行覆盖缺损区，新形成的后弹力层边缘表现为角膜后部透明的平行嵴，即 Haab 纹

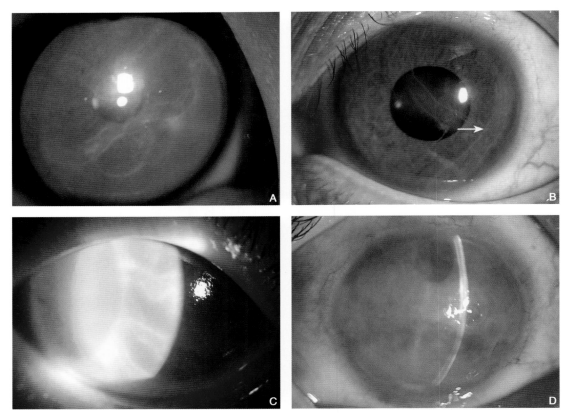

图 11-3 Haab 纹形态
A:接近视轴的 Haab 纹可有各种走向;
B:周边部 Haab 纹(箭头处)呈同心圆状与角膜缘平行;
C:眼压升高,角膜水肿伴 Haab 纹,前房深;
D:角膜混浊、水肿伴上皮大泡,隐见 Haab 纹,前房深

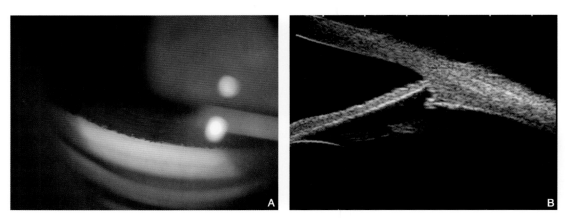

图 11-4 原发性婴幼儿型青光眼房角表现
A:房角可见大量虹膜突;B:UBM 显示房角开放

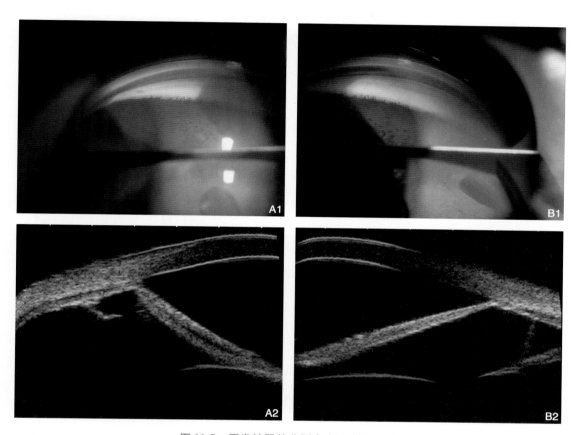

图 11-5　原发性婴幼儿型青光眼房角表现

A1、B1：双眼房角可见较多的虹膜突；

A2、B2：UBM 显示双眼前房深，虹膜根部附着位置前移

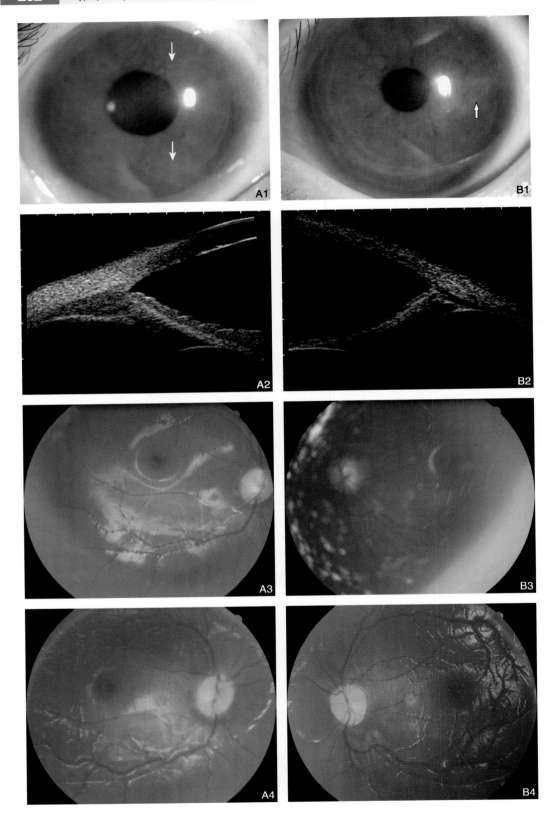

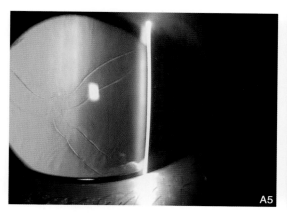
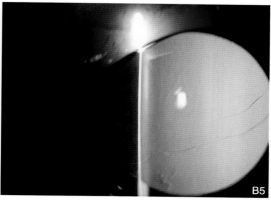

图 11-6 原发性婴幼儿型青光眼

A1、B1：双眼角膜弥漫水肿，可见 Haab 纹（箭头处）；A2、B2：双眼前房深，房角开放；A3、B3：双眼视杯明显扩大；A4、B4：双眼行小梁切开联合切除术，术后眼压正常，视杯明显缩小；A5、B5：双眼术后角膜清亮，散瞳后用后照法拍摄，Haab 纹清晰可见

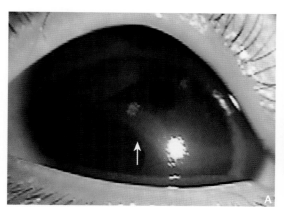
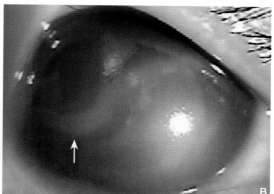

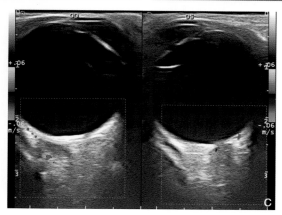

图 11-7 原发性婴幼儿型青光眼

A、B：双眼角膜直径 13mm，角膜水肿，双眼可见条带状 Haab 纹（箭头处），前房深；C：彩色多普勒超声检查：双眼玻璃体腔内未见异常回声。

　　* 原发性婴幼儿型青光眼应与 RB 继发青光眼鉴别，两者均可有眼球扩大、角膜增大、角膜水肿及 Haab 纹等表现，当角膜水肿影响眼底检查时，务必借助影像学检查手段探查眼内情况，以免漏诊 RB（参见图 10-2-2）

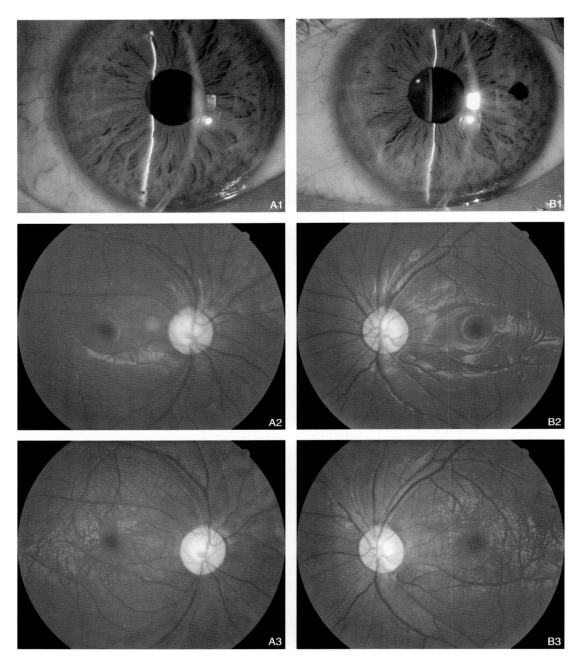

图 11-8　原发性青少年型青光眼

A1、B1：8 岁患儿双眼眼压均超过 40mmHg，双眼角膜清，前房深，右眼颞侧可见后胚胎环；

A2、B2：双眼上、下及颞侧盘沿变窄，RNFLD；

A3、B3：双眼小梁切除术后眼压降至正常，视杯比术前明显缩小

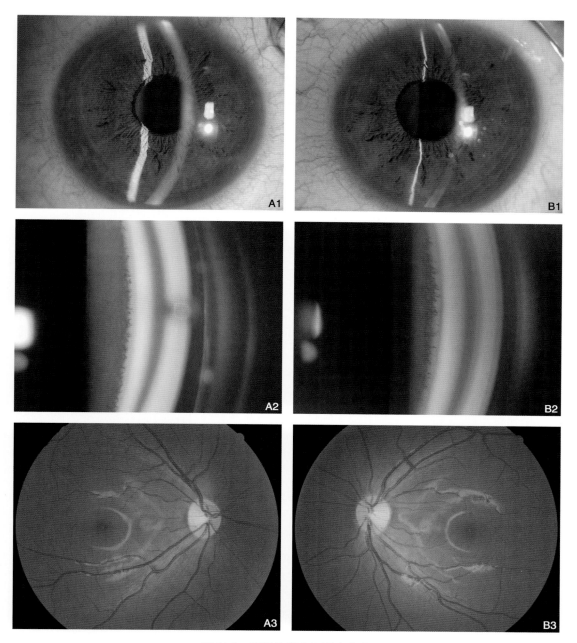

图 11-9　原发性青少年型青光眼

11 岁患儿诉双眼胀痛、虹视，右眼压 42mmHg，左眼压 34mmHg。

A1、B1：双眼前节检查未见异常；

A2、B2：双眼房角镜下可见较多的虹膜突；

A3、B3：双眼眼底检查盘沿形态正常，尚未见 RNFLD

第十二章　先天发育异常与青光眼

第一节　Axenfeld-Rieger 综合征

多种眼部或全身先天发育异常可伴有青光眼,青光眼多数发生在青少年期与成人期,少数发生在婴幼儿期,此类青光眼的发病机制多样。

Axenfeld-Rieger 异常或综合征

Axenfeld-Rieger 异常或综合征,也称 Axenfeld-Rieger(A-R)畸形,具有一系列的先天发育异常以及神经嵴细胞起源结构的发育缺陷,累及双眼前节、牙齿与颜面骨骼。A-R 畸形患者常有家族史,多数呈常染色体显性遗传,少数为散发病例。A-R 畸形包含三种变异:①Axenfeld异常:局限于眼前节周边部(角膜周边部和前房角)的发育缺陷;②Rieger 异常:眼前节周边部缺陷伴虹膜异常;③Rieger 综合征:除眼部异常外,尚有全身发育异常。此外,还有一些单纯虹膜发育异常合并青光眼的患者。

【临床表现】双眼发病,无明显性别和种族差异;青光眼起病以青少年期居多。(图 12-1-1 ~ 14)

1. 眼部表现一般表现为角膜周边部、前房角和虹膜异常。

(1) 角膜后胚胎环:是 A-R 畸形的典型表现,在靠近角膜缘的角膜后部有一条白色嵴状突起,实际上是 Schwalbe 线的增殖、突出和前移,全周可见或局限于某一区域(图 12-1-1)。角膜后胚胎环并非所有患者都存在,有些 Rieger 异常或 Rieger 综合征患者角膜后胚胎环可缺如。此外尚有 8% ~ 15% 的正常眼可见孤立的后胚胎环(图 12-1-2),也可见于部分原发性先天性青光眼。

(2) 前房角:典型改变是粗细不一、数量不同的虹膜突自虹膜周边部跨越房角附着于突出的 Schwalbe 线上,形成虹膜角膜粘连,牵拉瞳孔变形、异位,常常伴有虹膜根部高位附着(图 12-1-3)。

(3) 虹膜:主要表现为虹膜基质发育不良,基质变薄,裂孔形成,瞳孔移位变形等。虹膜异常的程度轻重不一,通常 Axenfeld 异常无虹膜异常或仅有轻微的虹膜基质发育不良,而 Rieger 异常或综合征具有显著的虹膜异常,虹膜萎缩和裂孔形成多发生在远离瞳孔异位方向的象限。虹膜异常多为静止性,少数病例瞳孔变形、移位和虹膜萎缩、裂孔的程度可以轻度进展。

（4）眼部其他异常：本病可同时出现角膜混浊、白内障、小眼球、小角膜、眼球震颤、晶状体脱位、葡萄膜外翻等先天异常。

（5）青光眼：约50%的本病患者合并青光眼，以儿童期或青年期多见。青光眼的病因主要与房角发育异常有关。

2. 全身异常

Rieger 综合征尚有眼部以外的全身发育异常。主要表现为牙齿与面骨的发育性缺陷，如牙齿发育不良、缺牙、形态异常等；面部畸形包括鼻根与面颊扁平、上唇退缩、下唇突出等。此外肚脐异常也很常见，表现为脐周皮肤多余的皱褶。

【诊断要点】根据临床特点进行诊断，主要依据如下：①角膜后胚胎环的存在，但需注意并非每位患者都有。②前房角异常：可见粗细不一的组织条带自虹膜跨越房角隐窝与突出的后胚胎环连接。③虹膜基质发育不良，基质变薄，裂孔形成，瞳孔移位变形等。④全身异常：以牙齿异常最多见。⑤青光眼：发生率约50%。⑥双眼发病，多有家族史。

【鉴别诊断】因为有虹膜萎缩、裂孔的特点，本病易被误诊为 ICE 综合征，主要鉴别要点是：①ICE 综合征是单眼发病；②无家族史；③病情（包括虹膜异常、周边前粘连范围以及角膜内皮的异常）呈进行性进展；④角膜内皮可见银屑样特征性改变；⑤角膜内皮镜可见"明-暗倒置"的 ICE 细胞。

（孙霞　唐炘）

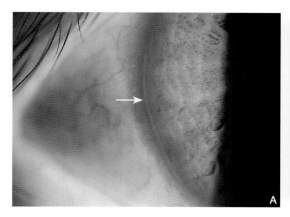 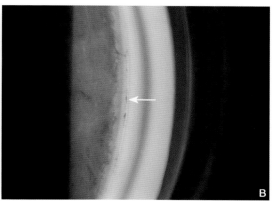

图 12-1-1　角膜后胚胎环
A：靠近角膜缘的角膜后部白色嵴状突起，即为角膜后胚胎环（箭头处）；
B：房角镜下见角膜后胚胎环系 Schwalbe 线的增殖、突出和前移（箭头处）

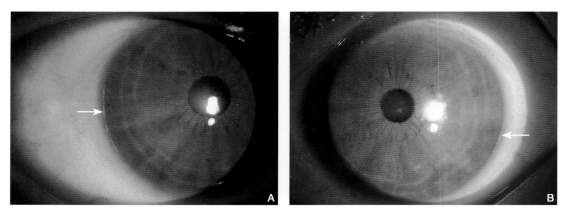

图 12-1-2　角膜后胚胎环
A、B：正常人双眼颞侧局限、隐蔽的角膜后胚胎环（箭头处）

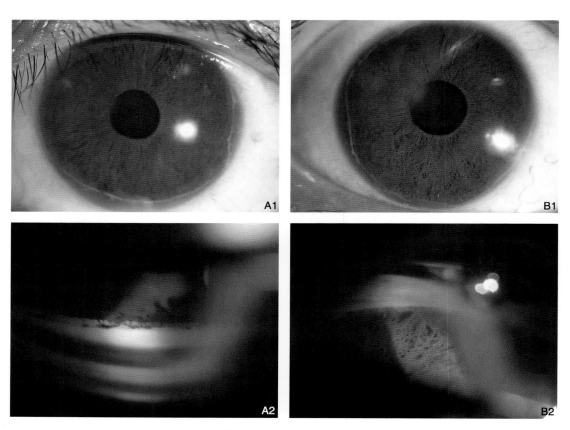

图 12-1-3　Axenfeld 异常
A1、B1：双眼近 360° 角膜后胚胎环；
A2、B2：双眼房角可见粗细不一的组织条带自虹膜跨越房角隐窝与突出的后胚胎环连接

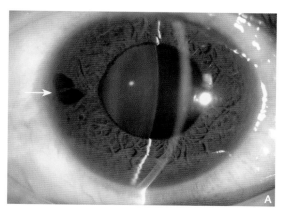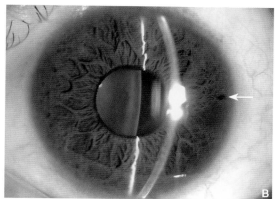

图 12-1-4　Rieger 异常合并右眼青光眼

A:右眼虹膜基质萎缩,虹膜裂孔位于 9:00(箭头处),鼻上为术后滤过泡;

B:左眼虹膜基质萎缩,虹膜裂孔位于 3:00(箭头处)

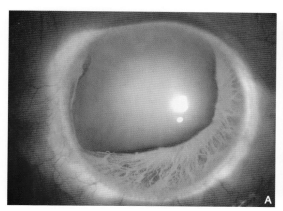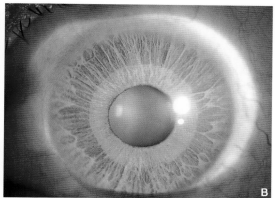

图 12-1-5　Rieger 异常合并右眼青光眼

A:右眼虹膜基质发育不良,上方及颞侧虹膜缺损,眼压升高;

B:左眼虹膜基质发育不良,瞳孔正常

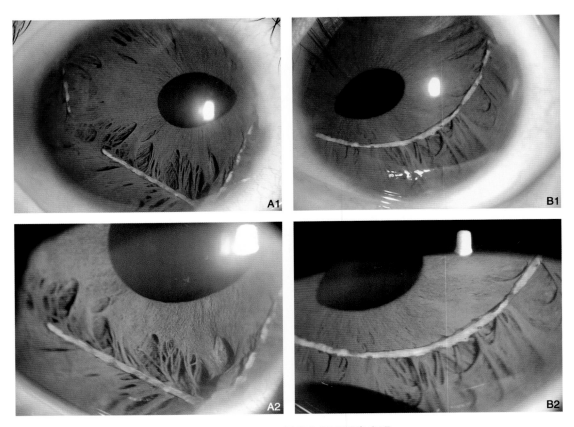

图 12-1-6 Rieger 异常合并双眼青光眼

双眼周边虹膜基质萎缩,瞳孔移位,角膜后胚胎环随瞳孔牵拉向中央移位;

A1:右眼鼻侧周边虹膜前粘连;

B1:左眼近全周周边虹膜前粘连;

A2、B2:角膜后胚胎环呈异常发达的嵴状突起

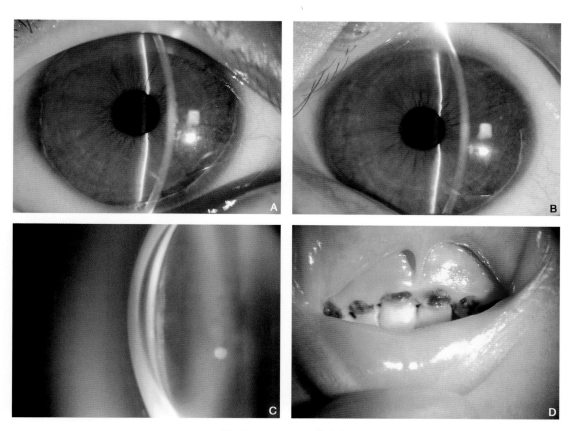

图 12-1-7　Rieger 综合征

A:右眼近全周角膜后胚胎环;

B:左眼下半周角膜后胚胎环;

C:房角镜可见虹膜根部附着于角膜后胚胎环;

D:牙齿发育不良,上唇退缩,唇系带短

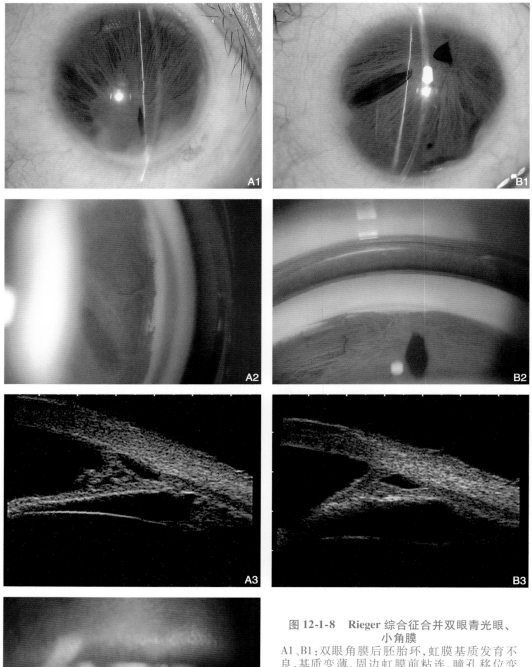

图 12-1-8　Rieger 综合征合并双眼青光眼、小角膜

A1、B1：双眼角膜后胚胎环，虹膜基质发育不良，基质变薄，周边虹膜前粘连，瞳孔移位变形，同时合并双眼小角膜（角膜横径 9mm）；A2、B2：双眼房角广泛虹膜前粘连，宽窄不一的组织条带自虹膜跨越房角隐窝与突出的后胚胎环连接；A3、B3：UBM 显示双眼广泛虹膜前粘连以及多条组织条带自虹膜跨越房角隐窝与突出的后胚胎环连接，与房角镜下所见一致；C：牙齿发育不良，同时合并双眼小角膜（角膜横径 9mm）

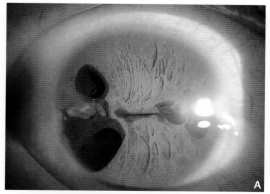
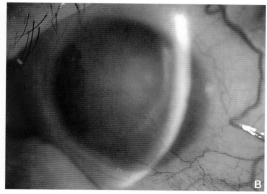
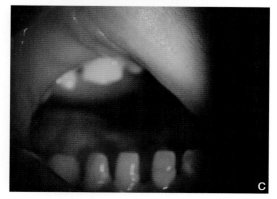

图 12-1-9 Rieger 综合征合并双眼青光眼

A:右眼虹膜基质发育不良,瞳孔横形、裂隙状伴色素层外翻,颞侧虹膜孔洞伴色素层外翻,鼻侧、颞侧周边虹膜前粘连;B:左眼角膜混浊伴血管翳,虹膜发育不良伴上方缺损;C:牙齿发育不良

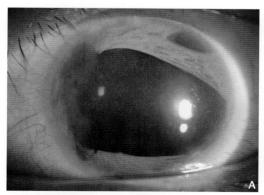
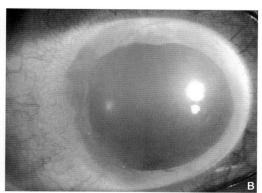
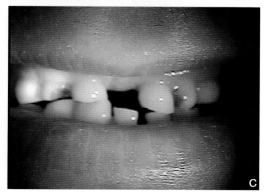

图 12-1-10 Rieger 综合征合并双眼青光眼

A、B:双眼虹膜基质极度萎缩,中周部虹膜与角膜粘连,瞳孔变形、扩大,瞳孔缘部分色素层外翻,眼压升高;右眼鼻上周切口;C 图:牙齿发育不良,上唇退缩,下唇突出

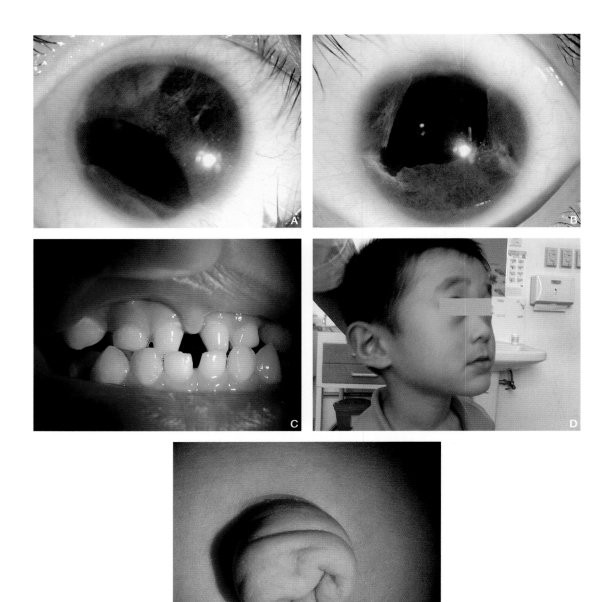

图 12-1-11   Rieger 综合征合并双眼青光眼、小角膜

A、B:双眼角膜横径 8.5mm,虹膜基质发育不良,周边虹膜前粘连,瞳孔移位、变形伴色素层外翻;

C:牙齿发育不良;

D:面部发育异常,面部扁平,上唇退缩,下唇突出;

E:肚脐畸形(脐周多余的皮肤形成一环形皱褶)

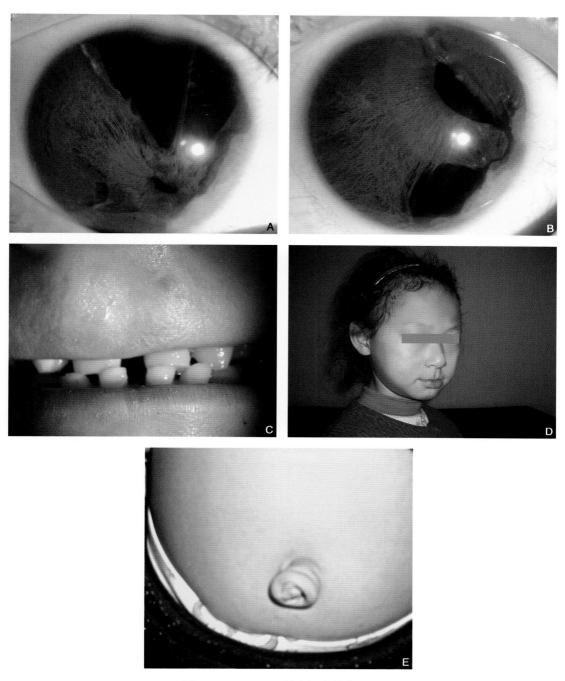

图 12-1-12　Rieger 综合征合并青光眼

患儿,5 岁,曾被误诊为双眼 ICE 综合征。

A、B:双眼虹膜基质发育不良,周边虹膜前粘连,假性多瞳,眼压升高;

C:牙齿发育不良;

D:面部发育异常,面部扁平,上唇退缩,下唇突出;

E:肚脐畸形(脐周多余的皮肤形成一环形皱褶)

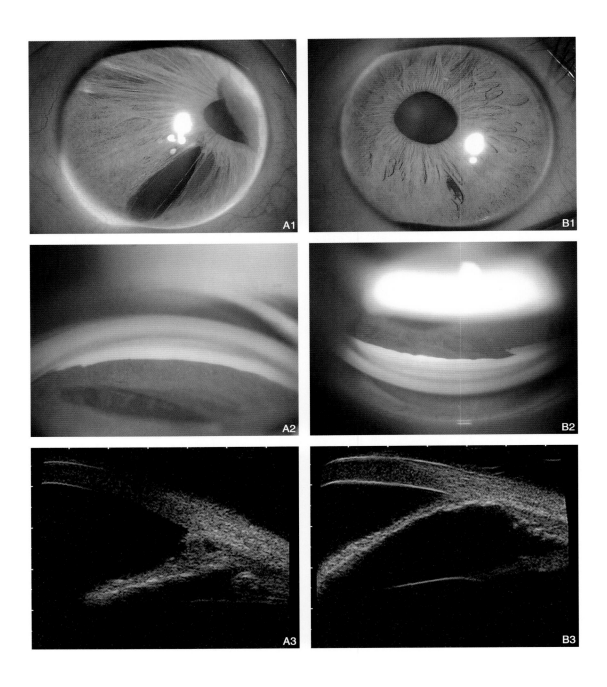

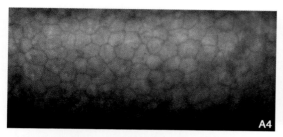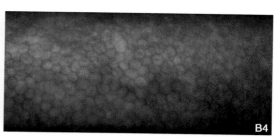

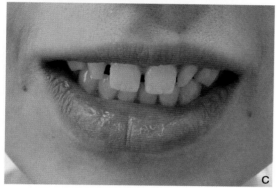

图 12-1-13　Rieger 综合征合并双眼青光眼

女性,30 岁,自幼发现瞳孔移位,曾被误诊为双眼 ICE 综合征。

A1、B1:双眼眼压升高,虹膜基质发育不良,虹膜萎缩,瞳孔移位变形,右眼裂孔形成,鼻侧虹膜与角膜粘连;

A2、B2:房角镜检查双眼周边虹膜前粘连;

A3、B3:UBM 显示双眼周边虹膜前粘连,右眼组织条带自虹膜跨越房角隐窝与后胚胎环连接;

A4、B4:角膜内皮镜检查双眼内皮细胞形态正常,右眼内皮细胞密度减少,左眼正常;

C:轻度的牙齿发育不良和下唇突出。

* Rieger 综合征合并青光眼应与 ICE 综合征鉴别,前者双眼发病,常染色体显性遗传,初次就诊多于青少年时期,病程为非进行性,角膜内皮形态正常,部分患者合并全身异常。后者单眼发病,无家族史,病情呈进行性进展,角膜内皮镜检查可见"明-暗倒置"的 ICE 细胞(参见图 3-1-6)

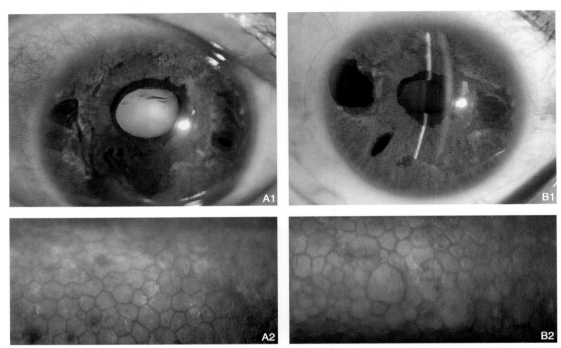

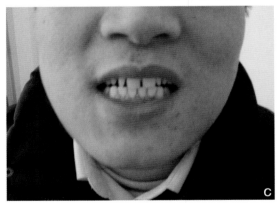

图 12-1-14   Rieger 综合征合并左眼青光眼

患者,25 岁,曾被误诊为双眼 ICE 综合征。

A1、B1:双眼虹膜基质发育不良,虹膜裂孔及孔洞,瞳孔缘色素层外翻;

A1:右眼因视网膜脱离并发白内障,眼压正常;

B1:左眼晶状体清亮,眼压升高;

A2、B2:双眼角膜内皮细胞密度减少,细胞形态基本正常;

C:面部扁平,牙齿发育不良

第二节　Peters 异常

1906 年 Peters 首先系统描述了一系列先天性粘连性角膜白斑合并青光眼的病例，后称 Peters 异常。此症病因尚未明确，推测与宫内感染、发育缺陷均有关联。

【临床表现】　典型表现为角膜中央先天性白斑、角膜与虹膜或晶状体粘连以及青光眼，常伴其他先天性眼部异常（如小角膜、小眼球、虹膜缺损、瞳孔异位、Axenfeld 异常、晶状体异常等）和全身异常（如侏儒、智力发育迟滞、唇腭裂、小牙、并指畸形等）（图 12-2-1 ~ 3）。8% 的患者为双眼罹患。

角膜中央白斑相应部位角膜后基质层和后弹力层缺损、虹膜粘连。白斑致密且面积大者可完全遮蔽前节结构。角膜水肿见于合并青光眼的患者，水肿显著时常伴点状上皮剥脱，但不伴有角膜扩大，角膜水肿的程度与眼压相关。角膜与晶状体粘连者均伴有浅前房。

【诊断与鉴别诊断】　Peters 异常与原发性先天性青光眼所致的角膜混浊形态明显不同，前者没有角膜直径扩大，混浊区与清亮区有较为明确的界限。宫内感染所致角膜溃疡穿孔后形成的角膜白斑可见虹膜嵌顿于角膜瘢痕中，而 Peters 异常虹膜粘连在角膜白斑后方，且无新生血管长入。

（孙霞　唐炘）

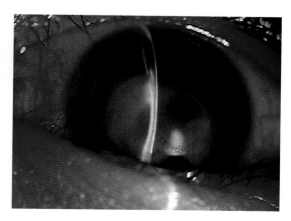

图 12-2-1　Peters 异常
角膜中央先天性白斑，角膜与晶状体粘连，晶状体混浊，前房浅，眼压升高

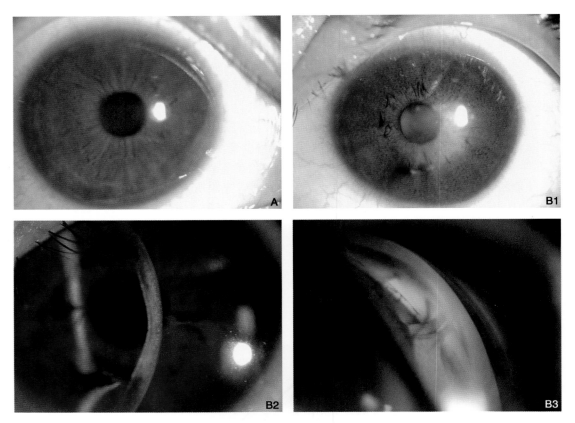

图 12-2-2 Peters 异常

A:健眼；

B1:患眼角膜中央先天性白斑、少许中周部虹膜组织与角膜白斑粘连,眼压升高；

B2:角膜中央白斑相应部位角膜后基质层和后弹力层缺损；

B3:房角镜下清晰显示虹膜呈锥状及条形前粘连于角膜,房角开放

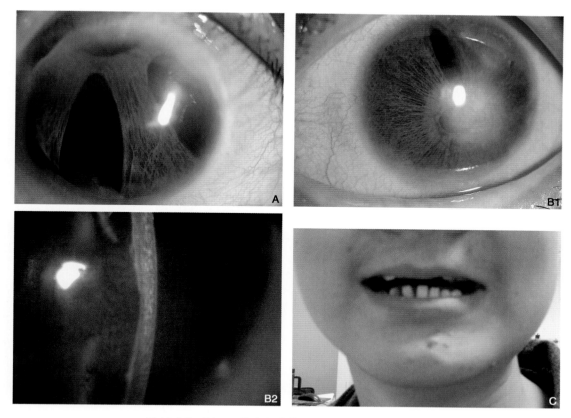

图 12-2-3　Rieger 综合征合并 Peters 异常、双眼青光眼

A、B1：双眼虹膜基质发育不良，周边虹膜前粘连，假性多瞳，眼压升高；

B1：左眼近中央角膜先天性白斑；

B2：左眼角膜白斑相应部位角膜后基质层和后弹力层缺损，瞳孔缘少许虹膜与角膜白斑粘连；

C：牙齿发育不良

第三节　先天性无虹膜症

先天性无虹膜症（aniridia）常累及双眼多种组织结构，但以虹膜发育异常为主，部分患者伴有其他系统发育缺陷、智力低下等，无性别差异。单眼发病者极少。此症患者神经外胚层与中胚层均有发育异常。遗传方式以常染色体显性遗传为主，少数为散发病例。

【临床表现】

1. 眼部表现：部分合并症生后即有，有些随着年龄增长有动态变化。

（1）虹膜缺如：是本病最突出表现，不同病例变异程度很大，直视下见到周边残存虹膜者称为部分性无虹膜症，如需借助前房角镜才能见到残存虹膜者称为无虹膜症（图 12-3-1）。

（2）角膜异常：周边角膜混浊和周边角膜血管翳较为常见（图 12-3-2、图 12-3-3），且随年龄增长可向中央角膜进展。尚有合并小角膜、角膜硬化症、角膜晶状体粘连性白斑的病例。

（3）晶状体异常：形式多样且可共同存在。有不同形态的白内障（图12-3-4），如前极混浊、后极混浊、核性混浊、皮质不均性混浊等；晶状体缺损、甚至缺如；晶状体脱位或半脱位（图12-3-5）。白内障可为静止性，也可随年龄增长逐渐加重。

（4）青光眼：约50%～75%的患者发生青光眼，但往往到青少年期才发病。偶有早发者是由于同时存在房角发育异常。一般此症患者在生后早期前房角镜下可见房角开放、功能小梁网全部或大部分裸露，但随着年龄增长，发育不良的虹膜残根逐渐向前爬行，阻塞功能小梁，眼压逐渐升高。有时晶状体脱位、小眼球也参与了青光眼的发生。

（5）其他眼部发育异常：尚有伴发黄斑中心凹发育不良、视神经发育不良、上睑下垂、小眼球（图12-3-6）、瞳孔残膜、视网膜母细胞瘤的报道。

2. 全身异常

（1）无虹膜 Wilm 瘤综合征：表现为严重的虹膜缺如，肾脏 Wilm 瘤（单侧多见），智力迟钝，泌尿生殖系统异常，颅面部畸形，耳位低等。

（2）其他全身异常：尚有纤维母细胞瘤、小脑共济失调、半侧身体肥大畸形、隐睾、小头畸形、唇裂的报道。

【诊断要点与鉴别诊断】根据双眼患病，先天发病，虹膜缺损，诊断不难。依据病史可与外伤或手术导致的继发性无虹膜、虹膜缺损鉴别，后者大多单眼患病。

（孙霞　唐炘）

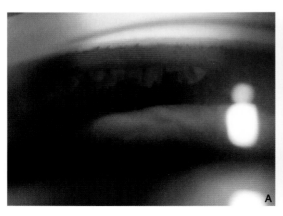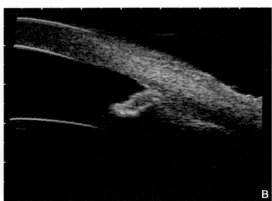

图 12-3-1　先天性无虹膜症合并白内障
A：前房角镜下可见虹膜残根以及后方的睫状突，房角开放，晶状体混浊；
B：UBM 显示虹膜残根，房角开放

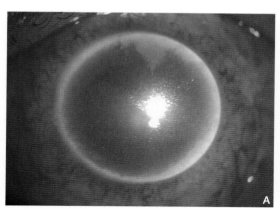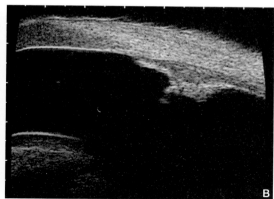

图 12-3-2 先天性无虹膜症合并青光眼

A:眼压升高,角膜水肿,上方周边部角膜浅层混浊,虹膜缺如;

B:UBM 显示虹膜残根前粘连于角膜,房角关闭

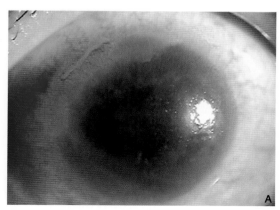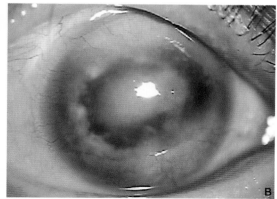

图 12-3-3 先天性无虹膜症合并青光眼、角膜异常

A、B:眼压升高,睫状充血,角膜水肿,虹膜缺如;

A:32 岁患者,全周周边角膜血管翳伴中周部角膜混浊;

B:53 岁患者,全周角膜血管翳伴角膜混浊,中央角膜混浊

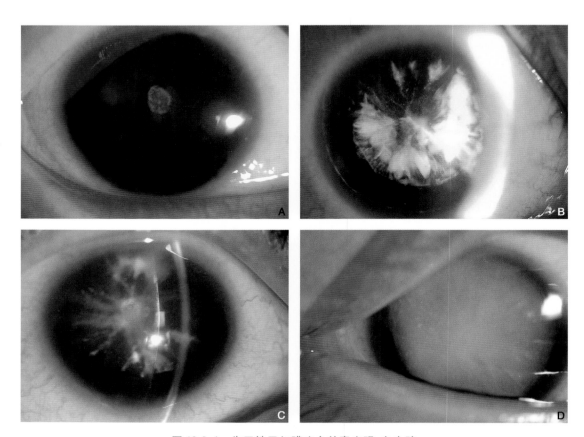

图 12-3-4   先天性无虹膜症合并青光眼、白内障

A:晶状体前极混浊;

B:晶状体核性混浊;

C:晶状体皮质不均性混浊;

D:晶状体完全混浊

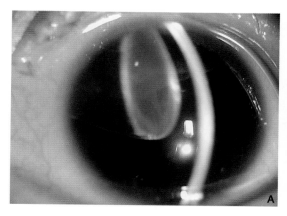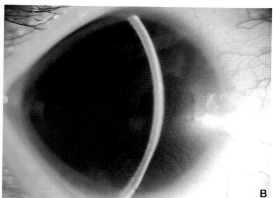

图 12-3-5　先天性无虹膜症合并双眼青光眼、晶状体脱位
A：右眼晶状体向颞上方脱位；
B：左眼晶体全脱位，坠入玻璃体腔

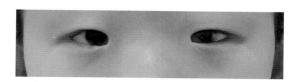

图 12-3-6　先天性无虹膜症合并青光眼及多种发育异常
双眼虹膜缺损、眼压升高，双眼角膜直径 8.5mm、眼球直
径 17.5mm，双眼内眦赘皮

第四节　先天性葡萄膜外翻

先天性葡萄膜外翻（congenital ectropion uvea）是由于瞳孔缘虹膜色素上皮层过度增生并向前覆盖于虹膜前基质表面所致，属于少见的、无明显遗传因素的先天性异常。

【临床表现】 单眼多见，双眼发病患者多伴有眼部及全身多种发育异常。发病年龄从数月至 30 岁不等。

1. 眼部表现

（1）瞳孔：增大或正常大小，基本圆形且居中，直接和（或）间接对光反射灵敏，瞳孔缘虹膜色素层外翻，外翻范围呈 180°～360°不等，颞侧多见（图 12-4-1），外翻程度不随时间进展。瞳孔可在药物作用下散大，散大后外翻的虹膜色素上皮层变窄（图 12-4-2）。虹膜前表面平坦光滑，虹膜中周部前基质层萎缩（虹膜发育不良）。合并 Rieger 异常时部分患者虹膜出现孔洞。

（2）青光眼：几乎所有累及 360°瞳孔缘的先天性葡萄膜外翻患眼都会发生青光眼，多为迟发性，发病隐匿。青光眼发病的确切原因尚不完全清楚，可能有如下发病机制：①部分患者发现有膜样组织覆盖前房角；②虹膜根部与小梁网粘连，导致前房角关闭。曾搜集 11例患者，前房角镜检查均可见虹膜根部向前附着，甚至可达 Schwalbe 线，未见膜样组织。超声活体显微镜检查均显示为虹膜根部位置前移,与角膜相贴并遮挡巩膜突(图 12-4-2~8)。

(3)其他眼部异常:可同时存在上睑下垂、眼球突出、先天性白内障、先天性晶状体不全脱位、小角膜、Rieger 综合征等。

2. 全身异常　可同时存在并指畸形、神经纤维瘤病、原发性半侧面部肥大症等。

【诊断要点】体征典型者不难诊断,同时需做青光眼的排查。国人的虹膜颜色较白人深,且多呈棕黑或褐色,因而瞳孔缘的色素层外翻通常不易被察觉。因为先天性葡萄膜外翻合并青光眼的几率约 100%,所以需要对尚未发生青光眼的患者进行长期随访。

【鉴别诊断】广义的葡萄膜外翻分为获得性和先天性葡萄膜外翻两类。临床上常见的葡萄膜外翻多为获得性葡萄膜外翻,是由于后天的炎症或缺血等因素继发虹膜表面的纤维血管膜,此膜收缩牵拉导致瞳孔缘的虹膜色素上皮层外翻于虹膜前表面,多合并瞳孔的移位和变形,如新生血管性青光眼、ICE 综合征。而先天性葡萄膜外翻则是一种少见的先天性异常,出生即有,瞳孔光反射存在,可药物性散大,散瞳后外翻的虹膜色素上皮层变窄。NVG和 ICE 综合征的瞳孔色素层外翻是进行性的,对散瞳药物的反应微弱或消失。

(孙霞　唐炘)

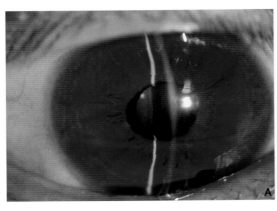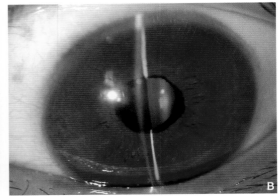

图 12-4-1　先天性葡萄膜外翻

A、B:双眼瞳孔缘颞侧虹膜色素层外翻,虹膜基质无明显萎缩,眼压正常

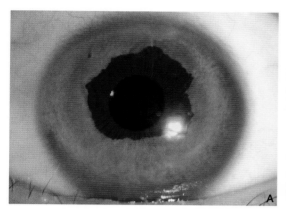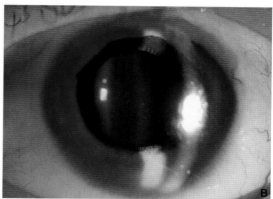

图 12-4-2 先天性葡萄膜外翻合并青光眼

A:瞳孔圆,瞳孔缘 360°虹膜色素层外翻,虹膜前表面平坦光滑,虹膜中周部前基质层萎缩;

B:同一眼散瞳后外翻的虹膜色素上皮层变窄

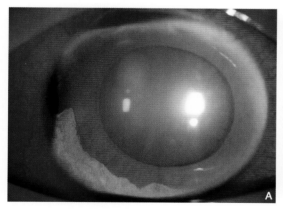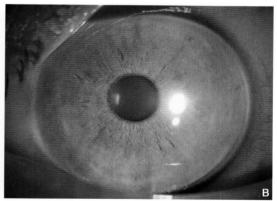

图 12-4-3 先天性葡萄膜外翻合并青光眼

A:右眼瞳孔大,瞳孔缘 360°虹膜色素层外翻,颞下方虹膜基质萎缩;

B:左眼为健眼。

* 先天性葡萄膜外翻应与 NVG 继发瞳孔缘色素层外翻鉴别,后者有眼底血管性疾病史,虹膜新生血管形成,瞳孔固定

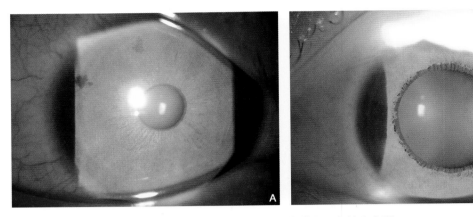

图 12-4-4　先天性葡萄膜外翻合并青光眼

A：右眼为健眼；

B：左眼因青光眼视神经萎缩导致光感丧失、瞳孔散大，瞳孔缘 360°虹膜色素层外翻，虹膜基质萎缩，上方为手术后滤过泡

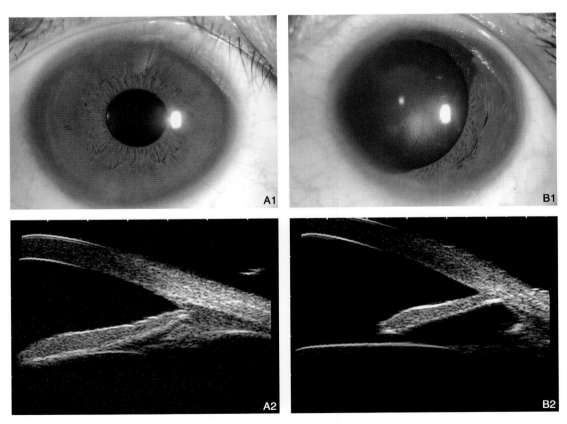

图 12-4-5　先天性葡萄膜外翻合并青光眼、白内障

A1：右眼为健眼；

A2：UBM 显示右眼房角形态正常；

B1：左眼瞳孔缘 270°葡萄膜外翻，瞳孔散大并向鼻侧移位，晶状体后囊混浊；

B2：UBM 显示左眼虹膜根部附着位置显著前移，遮挡巩膜突和小梁网

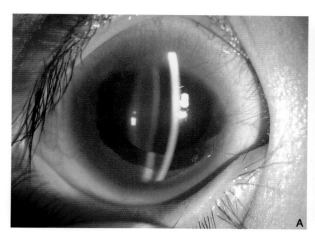
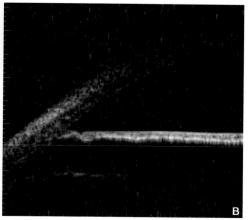

图 12-4-6　先天性葡萄膜外翻合并青光眼

A:出生后眼压升高,眼球扩大,上方角巩膜缘明显扩张,瞳孔缘 360°虹膜色素层外翻,虹膜基质萎缩;
B:UBM 显示虹膜根部位置前移,房角关闭,前房深

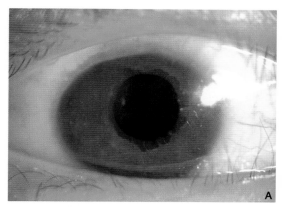
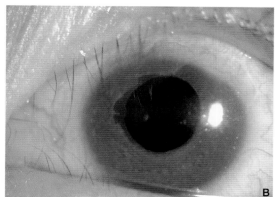
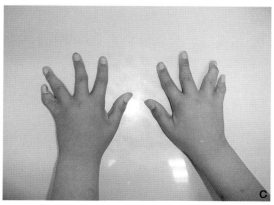
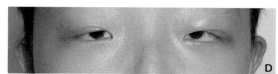

图 12-4-7　先天性葡萄膜外翻合并青光眼及多种发育异常

A、B:双眼瞳孔缘 360°虹膜色素层外翻,虹膜基质萎缩,角膜直径 9mm;
C:双手并指畸形(无名指与小指),已行手术矫正;
D:双眼先天性上睑下垂(已行手术矫正)、内眦赘皮

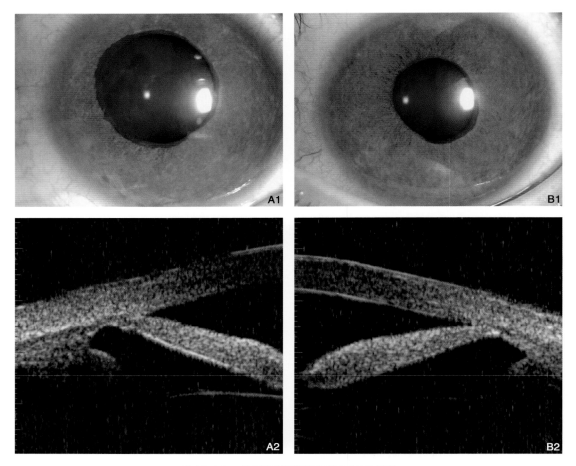

图 12-4-8   先天性葡萄膜外翻合并青光眼

A1、B1:右眼瞳孔缘 360°、左眼颞侧 180°虹膜色素层外翻,双眼虹膜基质萎缩;
A2、B2:UBM 显示虹膜根部位置前移,房角关闭

第五节   Sturge-Weber 综合征

　　Sturge-Weber 综合征又称颜面血管瘤综合征、脑三叉神经血管瘤、眼-神经-皮肤血管瘤病,是斑痣性错构瘤病中唯一没有遗传倾向的一种。

　　【临床表现】此症突出特点是三叉神经分布的颜面区域出现皮肤、黏膜毛细血管瘤,常侵犯眼部和颅内。出生时即存在,随年龄增长呈动态变化,单侧病变者多见,双侧病变者仅占约 10% ,无明显性别差异(图 12-5-1～5)。

　　1. 全身表现

　　(1) 颜面皮肤毛细血管瘤:位于三叉神经第一和(或)第二支分布区域内,单侧者以面部中线为界,界限清晰。血管瘤在刚出生时颜色淡红甚至不明显,随着年龄增长颜色逐渐加深呈深红、紫红、黑红色。少数患者鼻腔、齿龈、舌、腭、唇也有受累。

　　(2) 中枢神经系统血管瘤:颜面受累的同侧常见脑膜葡萄状血管瘤,是蛛网膜下扩张的静脉组成,常累及大脑的枕叶及颞叶,血管下的大脑皮质常有进行性钙化改变。中枢神经系统受累的表现有癫痫大发作、对侧轻至重度偏瘫、同侧偏盲、精神障碍等。

（3）Klippel-Trenaunay-Weber综合征:颜面受累侧躯干和肢体出现血管瘤、静脉曲张、骨骼与软组织增生等异常。

2. 眼部表现眼部受累部位包括眼睑皮肤、结膜、巩膜、睫状体、脉络膜。眼球受累常见表现为:

（1）脉络膜血管瘤:约50%患者有脉络膜血管瘤,表现为后极部孤立的橘黄色隆起或番茄酱样眼底,后者是弥漫性脉络膜血管瘤的体征。脉络膜血管瘤可继发视网膜囊样变性、视网膜水肿、渗出性视网膜脱离、虹膜新生血管形成。脉络膜血管瘤的存在是此症患者滤过手术后易发生严重的脉络膜上腔渗漏的主要原因。

（2）青光眼:约40%患者发生青光眼,在伴有脉络膜血管瘤时发病率更高。多数在婴儿期已经发生,但常在眼球增大后才发现;极少数在20岁以后才发生高眼压。青光眼的发病机制推测与房角结构发育异常和上巩膜静脉压升高关系最为密切,发病年龄越早,前者占主要因素;发病年龄越晚,后者越占主要因素。此外房水分泌过多与脉络膜血管瘤继发新生血管在部分病例中也参与了青光眼的发生。由于上巩膜静脉压升高,前房角镜下可见到Schlemm管充血现象。

（3）其他:结膜、浅层巩膜血管增多、迂曲、串珠样改变;虹膜增厚,呈天鹅绒样外观。

【诊断要点】此症体征鲜明,诊断并不困难,但同时需要神经科、儿科会诊以及必要的头颅影像学检查,以免遗漏中枢神经系统受累的情况。眼部彩色超声多普勒检查可帮助诊断脉络膜血管瘤。荧光素眼底血管造影及吲哚青绿脉络膜血管造影可显示脉络膜大量迂曲扩张的小血管和异常高荧光。

（孙霞　唐炘）

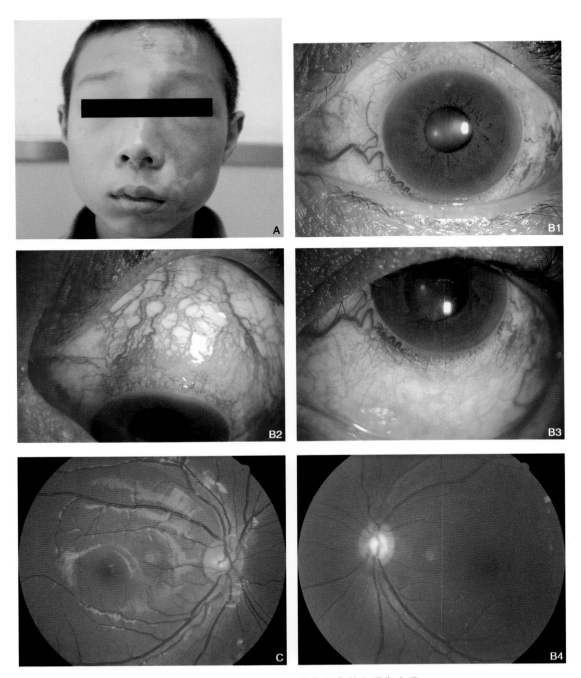

图 12-5-1　Sturge-Weber 综合征合并左眼青光眼

A：左侧颜面血管瘤累及三叉神经第一支、第二支分布区域；

B1～B3：左眼结膜、表层巩膜血管增多、迂曲；

B4：左眼底表现为番茄酱样眼底外观，为弥漫性脉络膜血管瘤特征，视杯扩大；

C：右眼为健眼，眼底正常

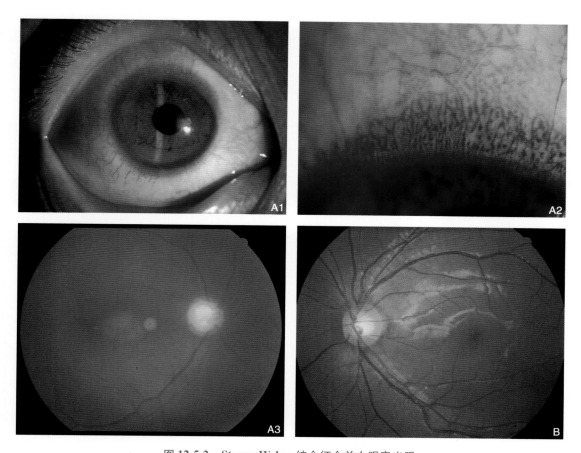

图 12-5-2　Sturge-Weber 综合征合并右眼青光眼

A1：右眼睑皮肤毛细血管瘤，浅层巩膜血管增多、迂曲；

A2：右眼角巩膜缘血管扩张呈串珠状；

A3：右眼底像朦胧（因角膜水肿所致），番茄酱样眼底外观，各象限盘沿明显变窄；

B：左眼为健眼，眼底正常

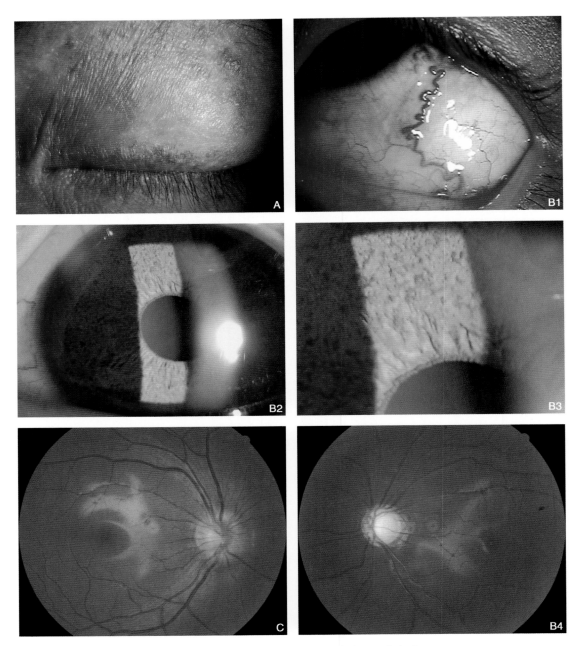

图 12-5-3　Sturge-Weber 综合征合并左眼青光眼

A：左眼睑皮肤毛细血管瘤；

B1：左眼巩膜浅层血管迂曲、扩张；

B2、B3：左眼虹膜表面多发簇状色素增多，呈"天鹅绒"样外观；

B4：左眼底表现为番茄酱样眼底外观，各象限盘沿明显变窄；

C：右眼为健眼，假性视盘水肿，眼底未见其他异常

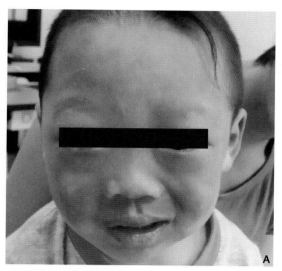

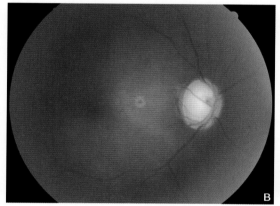

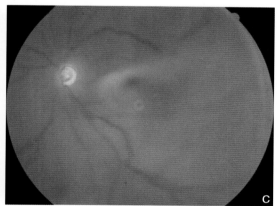

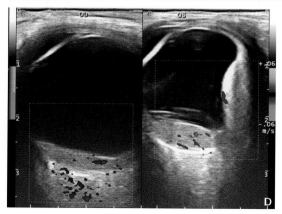

图 12-5-4　Sturge-Weber 综合征合并双眼青光眼左眼渗出性视网膜脱离

A：双侧颜面部皮肤血管瘤；

B：右眼底表现为番茄酱样眼底外观，各象限盘沿明显变窄；

C：左眼渗出性视网膜膜脱离，掩盖番茄酱样眼底外观，视盘边界不清，视杯扩大；

D：彩色超声多普勒检查显示右眼脉络膜增厚，左眼脉络膜脱离

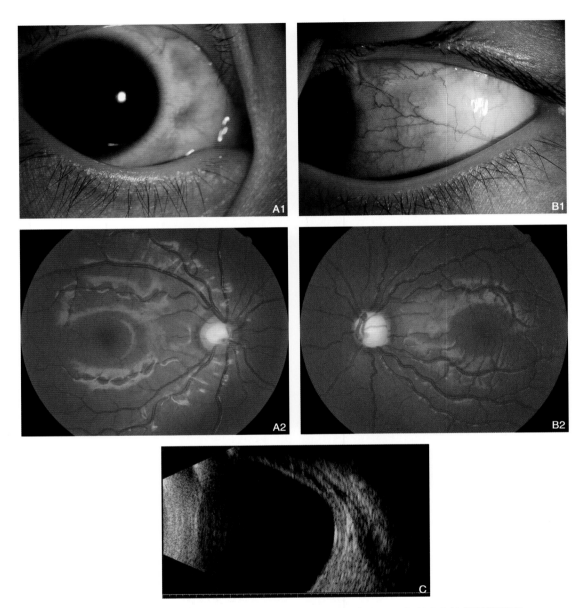

图 12-5-5 Sturge-Weber 综合征合并眼部太田痣、双眼青光眼及左眼渗出性视网膜脱离

A1、B1：双眼眼睑皮肤血管瘤（激光治疗后），巩膜血管扩张，巩膜呈斑片状青黑色（太田痣）；

A2、B2：因太田痣存在，双眼底呈酱紫色外观；

A2：右眼盘沿尚无明显变窄，无 RNFLD；

B2：左眼盘沿明显丢失，弥漫 RNFLD，视网膜血管迂曲伴血管暗影；

C：B 超显示左眼脉络膜浅脱离

第六节　Marfan 综合征

Marfan 综合征又称蜘蛛足样指（趾）综合征，是由于 *FBN1* 基因突变引起弹性蛋白合成异常，从而表现为一种结缔组织广泛异常的遗传性疾病，多数为常染色体显性遗传，散发病例约占 15%。

【临床表现】　此症主要特征为体型瘦长、手指与脚趾细长（故称蜘蛛足样指/趾）、双侧晶状体脱位。此外还可罹患青光眼、心脏异常、骨骼异常、肌肉异常。不同患者受累程度和范围差异很大（图 12-6-1~2）。

1. 全身表现

（1）骨骼肌肉：典型患者体型瘦长，四肢骨骼增长，两手臂平举的距离超过身高，手指与脚趾细长。关节囊韧带、肌腱先天薄弱，所以可以过伸而不会发生脱位（尤其髋关节）。肌肉因发育不良而张力低下。此外脊柱后凸、扁平足、漏斗胸或鸡胸、长头畸形也很常见。

（2）心血管异常：占 40%~60%，包括大血管壁进行性变薄、主动脉瓣关闭不全、主动脉弓扩张、主动脉缩窄、二尖瓣及主动脉口反流、分割性主动脉瘤等。80% 的死亡病例与心血管异常有关。

（3）其他：皮下脂肪稀少、皮肤皱襞多。此外还可出现颈部皮肤 Miescher 弹性瘤、镰刀状细胞性贫血、肺囊性病变、自发性气胸、肠疝等。

2. 眼部异常

（1）晶状体脱位：此症患者晶状体悬韧带在囊上的附着面积窄小，韧带长而松弛，故 70% 的病例双眼晶状体脱位，脱位方向一般向上。部分病例可发生全脱位引起瞳孔阻滞甚至坠入前房。部分病例同时伴有小球形晶状体。

（2）虹膜异常：虹膜基质发育不全，虹膜后色素上皮缺乏，所以白种人患者可以出现虹膜透光现象，但在中国人一般不会出现。瞳孔开大肌发育异常，故瞳孔小且不易用药物散大。

（3）青光眼：相关的青光眼有 2 种类型：晶状体脱位引起的瞳孔阻滞性继发闭角型青光眼和房角发育异常相关的开角型青光眼。后者往往在成年后发病，前房角镜下可见到异常密集的虹膜突。

（4）其他：此症患者还可合并蓝色巩膜、高度近视（眼轴增长）、大角膜、视网膜脱离、视网膜色素变性等。

【诊断要点】　Marfan 综合征的诊断要点有三项：晶状体脱位、心血管异常和骨骼异常。

（孙霞　唐炘）

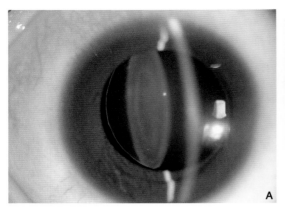
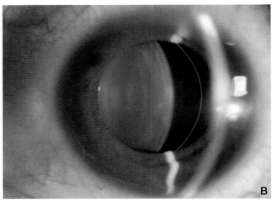

图 12-6-1 Marfan 综合征,晶状体不全脱位
A、B:双眼虹膜震颤,散瞳后可见晶状体颞侧赤道部,晶状体向鼻侧不全脱位

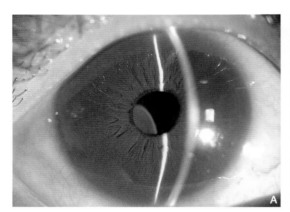
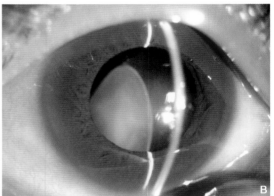

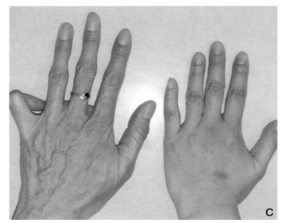

图 12-6-2 Marfan 综合征,晶状体不全脱位,左眼继发青光眼
A:右眼压正常,晶状体向下方脱位,前房深;
B:左眼压急性升高,晶状体向下方脱位,前房较右眼浅。散瞳后瞳孔阻滞解除,眼压恢复正常;
C:左侧为患者手,手指细长,关节可过伸;右侧为正常人手

第七节　Weill-Marchesani 综合征

Weill-Marchesani 综合征又称为球形晶状体短指综合征或反 Marfan 综合征,为常染色体隐性遗传,是胚胎中胚叶发育缺陷所致,主要临床特征为侏儒、短指(趾)以及球形晶状体(图 12-7-1～3)。

【临床表现】

1. 全身表现:患者身体矮小粗壮,颈部粗短,四肢、手指与脚趾粗短,手指不能攥拳,胸廓宽厚,皮下脂肪丰富,皮肤紧致有弹性,肌肉发育良好。此外尚有先天性心脏病、听力障碍、耳前瘘管的报道。

2. 眼部表现:高度近视与高眼压是最常见的首诊表现,多于 10 岁以内发现。本病最突出的眼部异常是球形晶状体,其前后径增长,赤道径变短(正常晶状体前后径 4mm,赤道径 10.5mm),所以瞳孔中度散大时就可以看到晶状体的整个赤道边缘。此症较 Marfan 综合征更易发生晶状体脱位与青光眼,多在青少年时期发生,脱位的方向常常向下,也可脱入前房或玻璃体腔。有晶状体脱位时前房深度不一致,虹膜震颤明显。晶状体悬韧带松弛、晶状体增厚、晶状体脱位导致前房变浅、瞳孔阻滞、周边前粘连,是此病发生继发闭角型青光眼的病因,部分病例同时合并房角先天发育异常的因素。晶状体尚未发生脱位时,也可发生闭角型青光眼。此症患者视力不佳,多伴有眼球震颤。此外尚有小角膜、瞳孔残膜、上睑下垂的报道。

【诊断要点】临床表现典型者不难诊断,特殊的体型与手指、脚趾形态、脱位的球形晶状体、青光眼是诊断要点。

(孙　霞)

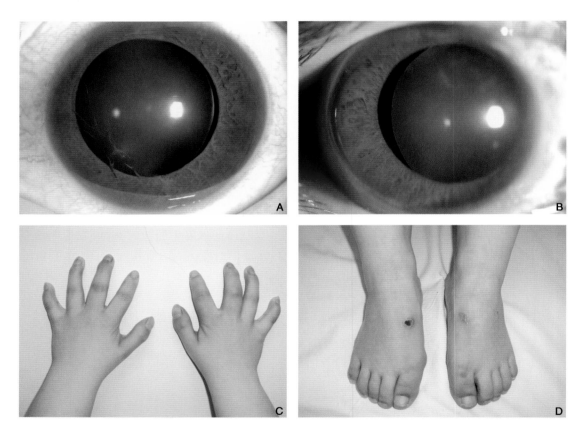

图 12-7-1　**Weill-Marchesani** 综合征,晶状体不全脱位合并青光眼
A、B:双眼眼压升高,虹膜震颤,瞳孔中度散大,可见鼻侧晶状体赤道部,晶状体增厚;
C、D:手指与脚趾粗短

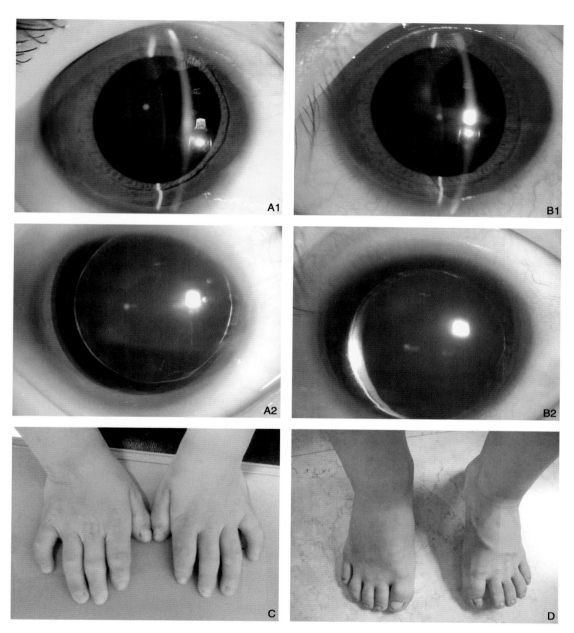

图 12-7-2 Weill-Marchesani 综合征,晶状体不全脱位合并青光眼

A1、B1:双眼虹膜震颤,晶状体增厚;

A2、B2:双眼散瞳后可见晶状体的整个赤道边缘,赤道径变短;

C、D:手指与脚趾粗短

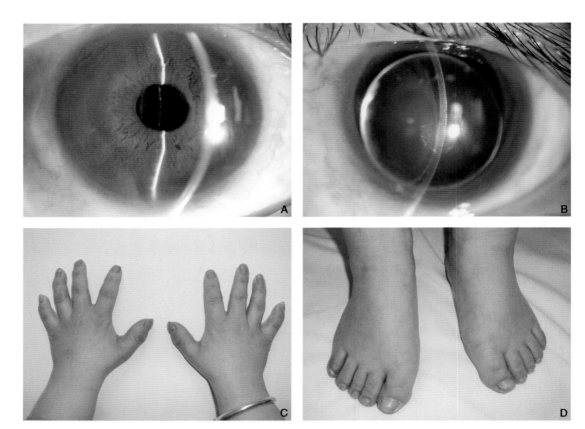

图 12-7-3　Weill-Marchesani 综合征,晶状体脱位合并青光眼
A:右眼因晶状体脱位继发青光眼已行晶状体摘除、人工晶状体植入术;
B:左眼晶状体脱位坠入前房,晶状体增厚,赤道径变短;
C、D:手指与脚趾粗短

第八节　真性小眼球

原始视泡发育后,由于各种因素导致眼球发育停止,均可形成小眼球。小眼球分为三种类型:不伴有其他发育异常、仅眼球体积较正常小者称为真性小眼球或单纯性小眼球;因胚裂闭合不全合并其他先天畸形者(如无虹膜,视神经缺损等)称为缺损性小眼球;继发于其他先天畸形而与胚裂闭合不全无关者称为并发性小眼球。

真性小眼球散发病例多见,有家族史者常染色体显性遗传或常染色体隐性遗传。真性小眼球为双侧发病,随年龄增长有强烈的继发闭角型青光眼和葡萄膜渗漏倾向,致盲率高(图 12-8-1～5)。

【临床表现】

1. 眼球体积小:眼轴长度多为 16～19mm,一般小于 20mm 即可诊断。睑裂长度、眼眶直径与角膜直径也常常较小,但不具普遍性。30% 患者角膜横径小于 10.5mm。

2. 浅前房、窄房角:晶状体大小一般无异于常人,故晶状体/眼球体积比例明显大于正常人(前者约为 12% ,后者约为 4%),造成前节异常拥挤,表现为前房极浅,房角极窄。

3. 屈光不正:通常为高度远视,可达 10~23D。由于角膜与晶状体的屈光代偿,也有患者表现为正视和高度近视。

4. 眼底异常:可伴有小视盘、假性视盘水肿,视网膜囊肿,黄斑发育不良,黄斑囊样水肿,视盘至黄斑区的视网膜皱襞、视网膜血管明显变细、视网膜色素变性等异常。

5. 青光眼:晶状体相对大而前移,与虹膜接触面积增大,瞳孔阻滞力增大,故继发瞳孔阻滞性闭角型青光眼。其病程可呈慢性进行性发展或急性发作,发病年龄由青少年至中年不等。

6. 巩膜壁增厚:巩膜厚度明显高于正常人,常常大于 2mm。巩膜纤维排列密集而不规则,纤维较正常人更粗大,无弹性的巩膜纤维较弹性纤维所占比例更大,巩膜成纤维细胞产生的糖胺聚糖沉积。

7. 葡萄膜渗漏:此症患者有强烈的发生自发性葡萄膜渗漏综合征或滤过手术后发生渗出性脉络膜脱离的倾向。发生机制可能为巩膜的异常增厚使眼内流经巩膜和脉络膜的涡静脉血流阻力增加,脉络膜循环压力增高,脉络膜血管床滤过速率大于巩膜外流,液体积聚于脉络膜上腔,形成脉络膜渗漏。

8. 手术并发症多:滤过手术后易发生睫状环阻滞性青光眼,手术中易发生葡萄膜渗漏和驱逐性出血,导致失明。

【诊断要点】由于手术并发症的高发与棘手,及早识别真性小眼球非常重要。40 岁以下的闭角型青光眼、急性发作时对毛果芸香碱有逆药反应的患者、高度远视、睑裂与角膜小的患者要特别警惕此症的存在。虽然此症患者睑裂、角膜通常较小,但不具备普遍性。笔者曾遇到数例睑裂与角膜直径均为正常大小,但眼轴仅有 16~17mm 的患者。因此,闭角型青光眼患者常规测量眼轴是非常必要的。

（孙霞　唐炘）

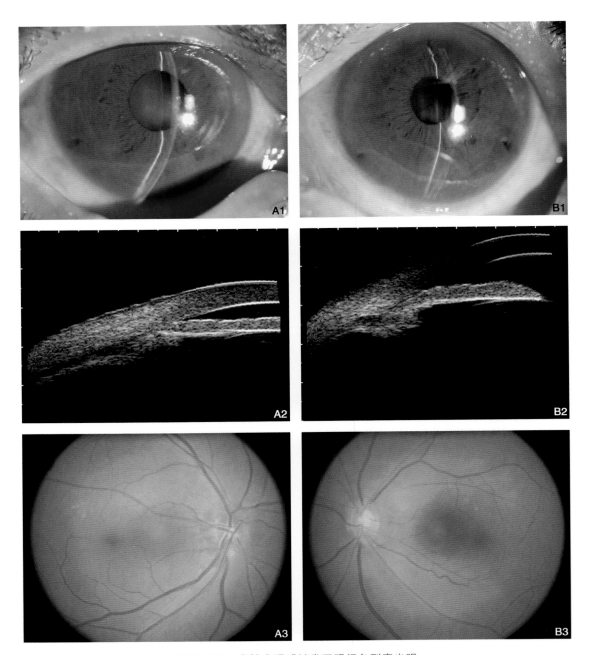

图 12-8-1　真性小眼球继发双眼闭角型青光眼

A1、B1:双眼眼压升高,前房极浅,可见激光孔,双眼轴 17.5mm;

A2:UBM 显示右眼前房极浅,房角关闭,睫状体上腔渗漏;

B2:UBM 显示左眼前房极浅,房角尚有极窄裂隙;

A3、B3:双眼均为小视盘,右眼视盘形态尚正常,左眼上方及下方盘沿变窄,相应处 RNFLD

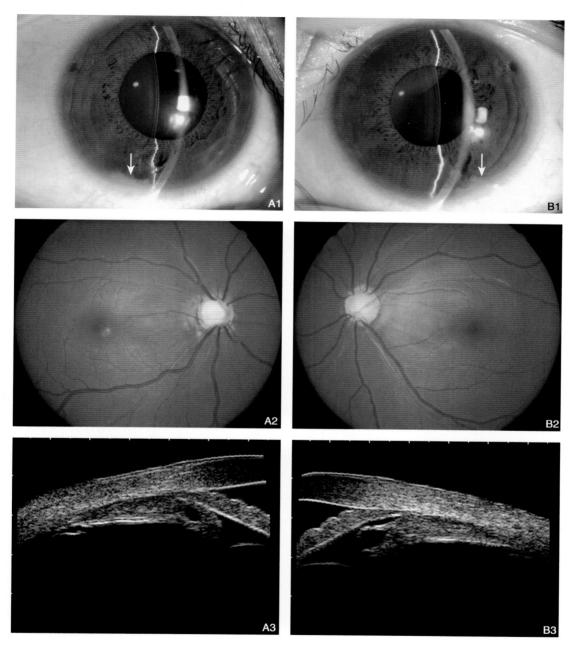

图 12-8-2　真性小眼球继发双眼闭角型青光眼

A1、B1：双眼前房浅，下方周边前粘连（箭头处），右眼 10:00 方位、左眼 2:00 方位可见激光孔，双眼眼轴 18mm；

A2、B2：双眼视杯扩大，右眼 C/D1.0，左眼 C/D0.8，弥漫性 RNFLD；

A3、B3：UBM 显示下方房角粘连关闭，睫状体前移伴睫状体囊肿

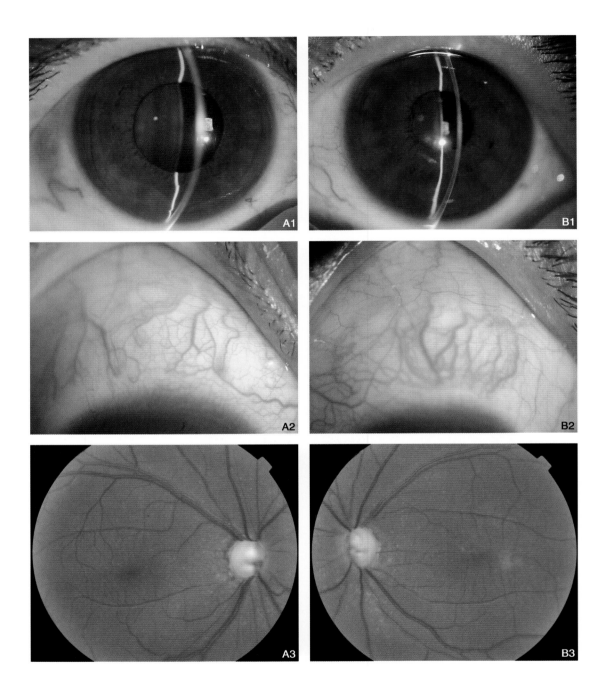

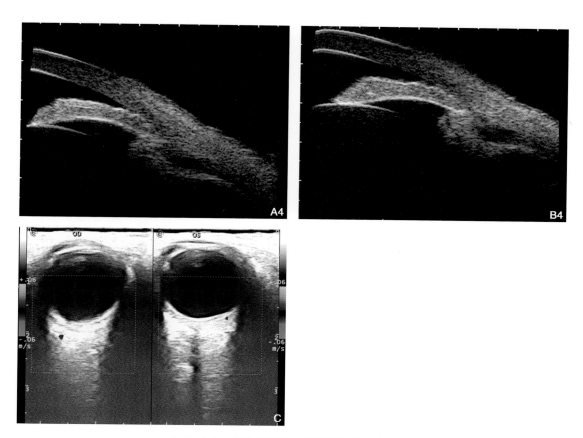

图 12-8-3　真性小眼球继发双眼闭角型青光眼

A1、B1：双眼前房浅，右眼已无光感，瞳孔扩大；

A2、B2：双眼浅层巩膜血管怒张；

A3、B3：双眼视杯扩大，双眼 C/D1.0，弥漫性 RNFLD，视盘周围可见原有葡萄膜渗漏吸收后遗留的硬性渗出；

A4、B4：UBM 显示双眼前房极浅，房角关闭，睫状体上腔少许渗漏；

C：超声检查显示右眼尚有轻度脉络膜水肿，双眼眼轴 16.3mm

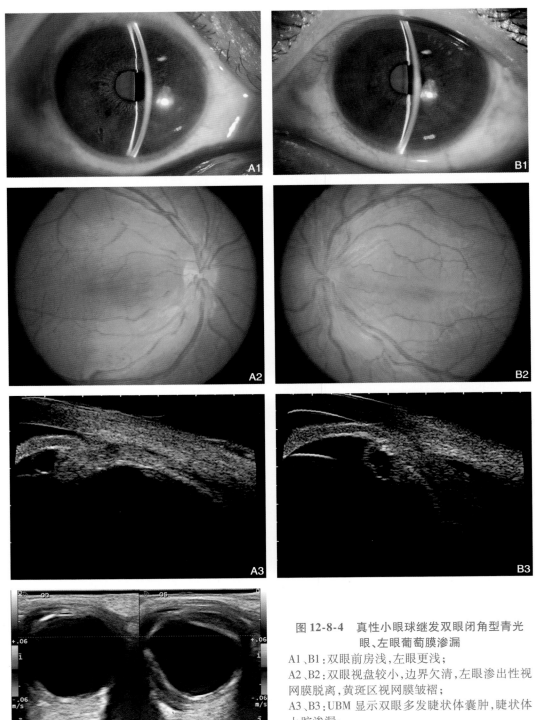

图 12-8-4   真性小眼球继发双眼闭角型青光
眼、左眼葡萄膜渗漏

A1、B1：双眼前房浅，左眼更浅；

A2、B2：双眼视盘较小，边界欠清，左眼渗出性视
网膜脱离，黄斑区视网膜皱褶；

A3、B3：UBM 显示双眼多发睫状体囊肿，睫状体
上腔渗漏；

C：超声检查显示左眼脉络膜上腔渗漏，眼轴右
15.8mm，左 15.4mm

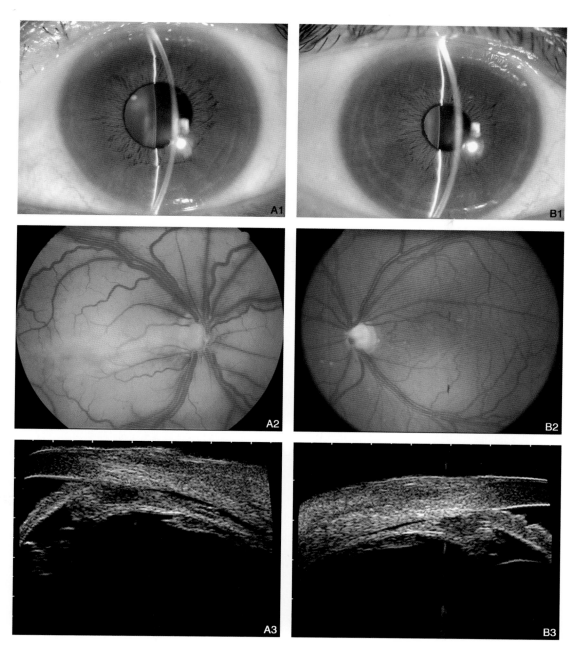

图 12-8-5 真性小眼球继发双眼闭角型青光眼、右眼葡萄膜渗漏

A1、B1：双眼前房浅；

A2、B2：双眼视杯扩大，血管充血迂曲，右眼葡萄膜渗漏伴视网膜脱离，左眼视网膜下散在硬性渗出；

A3、B3：UBM 显示右眼睫状体上腔渗漏

第十三章　滤过手术后并发症

凡需要建立房水向眼外引流的新途径,以使眼压降至正常水平的一类抗青光眼手术统称为滤过手术。这类手术通过建立功能性滤过泡,即在巩膜、Tenon 囊及结膜之间形成的贮水池,将房水引至眼外,使眼压下降。滤过手术包括小梁切除术、非穿透性小梁手术、青光眼引流物植入术等,其中小梁切除术是目前应用最广泛的滤过手术。滤过手术后并发症可分为浅前房相关的并发症、滤过泡相关的并发症。

第一节　浅前房相关的并发症

一、浅前房分级

浅前房分级的目的是对病情进行客观记录与随访。在裂隙灯显微镜下观察,浅前房按其程度可分为三级,其中浅 Ⅱ 级又分为 a、b 两型:

浅 Ⅰ 级:前房极浅,周边前房呈裂隙状,小于 1/5 角膜厚度;

浅 Ⅱ a 级:仅虹膜小环以内有极浅前房;

浅 Ⅱ b 级:仅瞳孔区内有极浅前房;

浅 Ⅲ 级:虹膜、晶状体全部与角膜相贴,前房已经完全消失。

浅 Ⅰ 级至浅 Ⅱ a 级前房经过保守治疗多可恢复正常前房深度;浅 Ⅱ b 级、浅 Ⅲ 级前房病情较严重,如保守治疗无明显效果,应果断采取手术措施,以免产生并发性白内障或原有白内障迅速发展、角膜内皮失代偿、滤过泡失败、虹膜前或后粘连、睫状环阻滞性青光眼等严重后果。

二、术后早期浅前房

（一）结膜切口渗漏（图 13-1-1）

【临床表现】结膜切口渗漏多见于以穹隆为基底的结膜瓣,患者有不同程度的流泪与视力下降,多发生在手术 3 天后。老年人结膜菲薄、缺乏筋膜组织、揉眼、按摩不当、打喷嚏是常见的危险因素。渗漏明显者可见结膜瓣后退,切口裂开,前房变浅或消失,荧光素钠染色可见溪流征(Siedel 征);渗漏不明显者需行荧光素钠染色同时轻压眼球以便查找渗漏部位。渗漏范围较大或渗漏速度较快者前房变浅,滤过泡消失;渗漏缓慢者前房可能并不变浅,甚至滤过泡仍存在。

（二）睫状体、脉络膜脱离（图 13-1-2 ~ 3）

滤过手术中眼压骤降、术后滤过过强或结膜切口渗漏是术后发生睫状体、脉络膜脱离的常见危险因素。手术前顽固性高眼压状态和不健康血管因素（如糖尿病、高血压、Sturge-Weber 综合征、巩膜静脉压增高等），术后也容易发生此并发症。

【临床表现】 在排除结膜切口渗漏、滤过过强的因素后，伴有低眼压的浅前房多由睫状体、脉络膜脱离引起。严重者可在眼底镜下见到灰色的脉络膜隆起，在赤道部因涡状静脉所分隔，此处的脉络膜脱离多为数个半球形或分叶状，隆起程度高时两侧的脉络膜可出现"对吻"现象；而赤道部前的脉络膜脱离则呈环形扁平隆起。仅有睫状体脱离或周边部脉络膜浅脱离时，眼底检查不易发现，UBM 有助于诊断。屈光间质混浊时可利用多普勒超声辅助检查，玻璃体内可探及弧形带状回声，其上可见血流信号，与周边球壁回声相连，动度阴性，其下为无回声区。

【诊断要点】 滤过手术后低眼压、浅前房，严重时眼底镜下见到灰色的脉络膜隆起，多普勒超声检查显示脉络膜下为无回声区。UBM 可帮助确诊仅有睫状体脱离或周边部脉络膜浅脱离的病例。

【鉴别诊断】 引起低眼压、浅前房的常见原因还有结膜切口渗漏和滤过过强，但这两种情形也可成为脉络膜脱离的诱因从而与脉络膜脱离同时存在。

（三）睫状环阻滞性青光眼（图 13-1-4 ~ 5）

以往称为"恶性青光眼"，曾经属于难以治愈的滤过手术后并发症。随着对其发生机制的不断认识和手术技术的不断进步，目前多可获得满意治疗效果。发生睫状环阻滞有其解剖易感性。闭角型青光眼，特别是合并高度远视患者、真性小眼球患者、角膜直径较小、前房浅、睫状环小（睫状突距晶状体赤道<0.5mm）、眼轴短，正常体积的晶状体在这种前节结构中所占比例相对较大，前节结构呈拥挤状态，此类患者在手术后易发生睫状环阻滞性青光眼。

【临床表现】 晶状体虹膜隔极度前移，前房普遍性变浅甚至消失，眼压升高常达40mmHg 以上。部分患者自虹膜周切口可见到睫状突与晶状体赤道部紧贴。UBM 检查可见睫状突水肿、与晶状体赤道部相贴、后房消失。

【诊断要点】 前房普遍性变浅，晶状体虹膜隔前移，UBM 显示睫状突与晶体赤道部接触、后房消失，是睫状环阻滞性青光眼的诊断要点。眼压通常升高，但需注意的是，当睫状环阻滞与睫状体、脉络膜脱离同时存在时，眼压可处于正常甚至偏低水平。

【鉴别诊断】 术后迟发性脉络膜上腔出血也表现为眼压升高、前房变浅，易与睫状环阻滞性青光眼混淆，鉴别要点为前者眼底检查可见棕红色球形隆起，超声波检查显示出血性脉络膜脱离。

（四）驱逐性脉络膜上腔出血（图 13-1-6 ~ 7）

是内眼手术最严重的并发症，轻者视功能严重受损，重者可导致眼球摘除。青光眼手术中脉络膜上腔出血发生率为 0.15%，术后迟发性脉络膜上腔出血发生率为 1.6% ~ 2.0%，高于非青光眼患者近 10 倍。

当青光眼患者具有以下某种或多种危险因素时，例如术前长期高眼压状态、晚期和绝对期青光眼、眼球扩张显著的先天性青光眼、高度近视、真性小眼球、多次抗青光眼手术后、玻璃体视网膜联合手术后继发青光眼、严重外伤继发青光眼、长期慢性葡萄膜炎继发青光眼、人工晶状体或无晶状体继发青光眼、导致血管脆性增加的因素（如高龄、动脉硬化、糖尿病、高血压病）、正在服用抗凝药物、新生血管性青光眼等，驱逐性脉络膜上腔出血的发生率可增高至6%。手术中操作粗暴、房水流出过快、过量的球后麻醉、球后出血压迫涡状静脉、手术中低眼压时间过长、术后患者不当用力等情况，也可造成脉络膜上腔出血。

【临床表现】手术过程中后房压力迅速升高、前房变浅、患者突发剧烈眼痛、视力骤减甚至光感丧失时，应首先考虑驱逐性脉络膜上腔出血。此时从瞳孔区可看到球形的暗红色隆起。病情凶险者可致切口裂开，晶状体、玻璃体甚至视网膜脱出，但是极为少见；部分患者在术后1～5天迟发。B型超声波检查显示脉络膜下致密点状或团状回声，提示出血性脉络膜脱离。

脉络膜上腔内血凝块完全液化的时间为6～25天，多数在2周左右，所以此时手术清除积血最合适。血凝块液化时，在出血性脉络膜脱离附近的巩膜、结膜颜色发黄。CT均数衰减值的变化对观察血凝块的液化或吸收情况很有帮助。B型超声波检查在了解血凝块是否液化、出血范围及玻璃体视网膜状态等方面也有一定意义。

【诊断与鉴别诊断】术中驱逐性脉络膜上腔出血往往可直视出血的发生，但术后迟发性脉络膜上腔出血易与睫状环阻滞性青光眼混淆，鉴别要点为前者在眼底镜下可见到暗红色球形隆起和B型超声波检查显示出血性脉络膜脱离，后者眼底无异常隆起、UBM显示后房消失。

三、长期浅前房或无前房（图 13-1-8～9）

滤过手术早期发生的渗出性或出血性脉络膜脱离、睫状环阻滞性青光眼如未能缓解，可造成长期浅前房甚至无前房。患眼眼压可升高、正常或偏低，前房普遍性变浅，晶状体虹膜隔前移，可同时伴有慢性葡萄膜炎反应、并发性白内障、角膜水肿甚至大疱性角膜病变等。

（孙　霞）

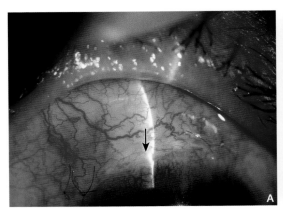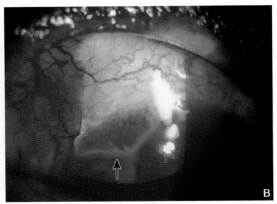

图 13-1-1　小梁切除术后结膜切口渗漏
A：角膜缘处结膜瓣中央切口裂缝，部分结膜后退（箭头处）；
B：Siedel 征阳性（箭头处）

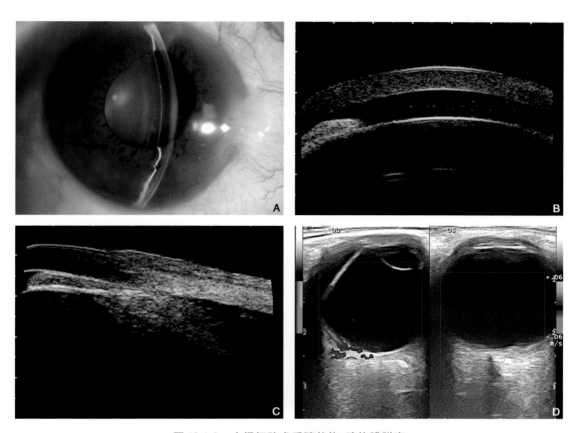

图 13-1-2 小梁切除术后睫状体、脉络膜脱离

A:术眼眼压 6mmHg,前房明显变浅(浅Ⅱa级);

B:UBM 显示术眼中央前房变浅、周边前房消失;

C:UBM显示术眼后房消失,睫状体平坦部可探及无回声区,提示睫状体上腔渗漏;

D:彩色多普勒超声检查显示术眼脉络膜脱离,其下为无回声暗区

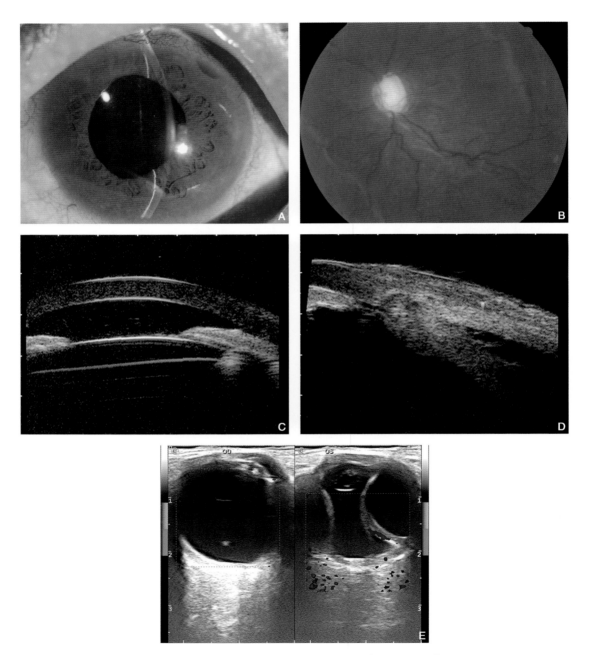

图 13-1-3 小梁切除联合人工晶状体植入术后睫状体、脉络膜脱离

A：眼压 7mmHg，前房明显变浅（浅Ⅱa级）；

B：眼底可见弥漫性视网膜水肿，鼻侧、颞侧周边部视网膜隆起，视网膜血管迂曲，视杯扩大；

C：UBM 显示术眼中央前房变浅，周边前房消失，人工晶状体前移；

D：UBM 检查在术眼睫状体平坦部可探及无回声区，提示睫状体上腔渗漏；

E：彩色超声多普勒检查显示术眼明显脉络膜脱离，其下为无回声暗区

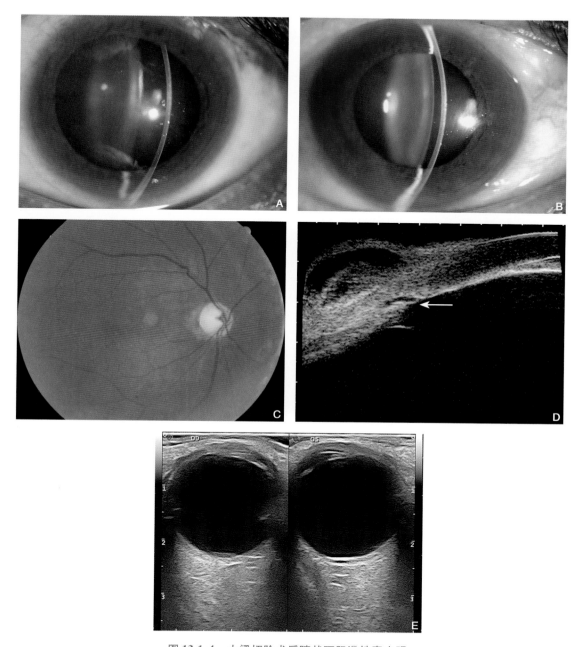

图 13-1-4 小梁切除术后睫状环阻滞性青光眼
A:术后 1 周,眼压正常,前房深度正常,瞳孔散大(使用阿托品后);
B:术后 2 个月前房进行性变浅至浅 Ⅱ a 级,晶状体虹膜隔前移,眼压逐渐升高;
C:眼底检查术眼盘沿普遍变窄及弥漫性 RNFLD,未见脉络膜脱离;
D:UBM 显示术眼周边前房消失,后房消失,睫状体平坦部未探及无回声区(箭头处为滤过内口);
E:B 型超声检查术眼未见脉络膜脱离。
* 睫状环阻滞性青光眼与睫状体、脉络膜脱离的浅前房鉴别要点:眼压及 UBM 检查(参见图 13-1-2)

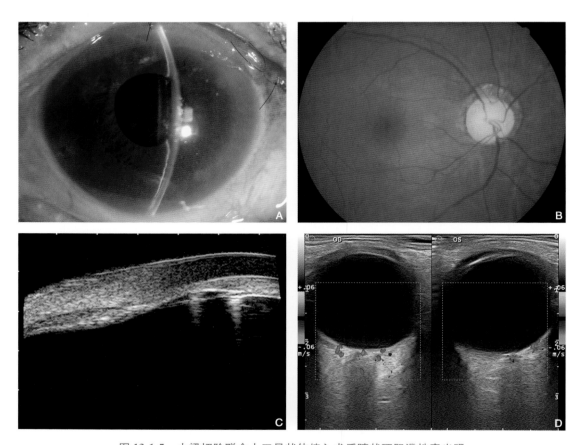

图 13-1-5   小梁切除联合人工晶状体植入术后睫状环阻滞性青光眼
A：眼压 40mmHg，前房浅Ⅱa级；
B：后极部及周边部眼底均未见脉络膜脱离；
C：UBM 显示术眼后房消失，无睫状体脱离；
D：彩色超声多普勒检查术眼未见脉络膜脱离

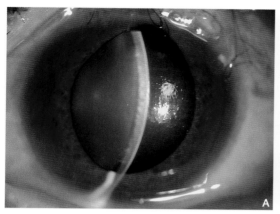
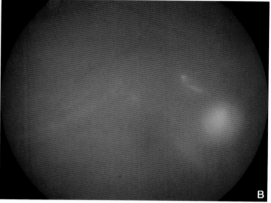
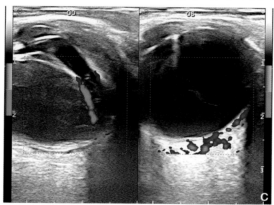

图 13-1-6 小梁切除术中发生驱逐性脉络膜上腔出血

A:术后第一天,眼压 55mmHg,角膜水肿,晶状体虹膜隔极度前移,前房完全消失(浅Ⅲ),周切处虹膜嵌顿;

B:眼底朦胧,隐见视盘苍白,视网膜隆起;

C:彩色超声多普勒检查术眼可见脉络膜脱离,其下致密点状回声。

*脉络膜上腔出血与脉络膜脱离的浅前房鉴别要点:眼压及彩色超声多普勒检查(参见图 13-1-3)

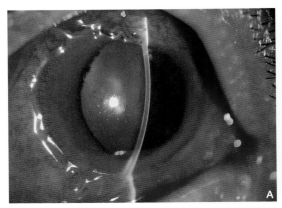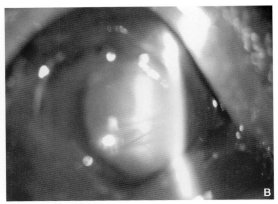

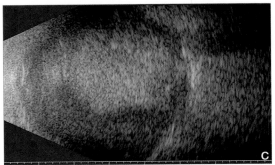

图 13-1-7 小梁切除术后驱逐性脉络膜上腔出血

A:术后第 3 天,眼压 60mmHg,晶状体虹膜隔极度前移,前房消失(浅Ⅲ级),周切处虹膜嵌顿;
B:自瞳孔区可见晶状体后棕红色球形隆起,被顶起的视网膜血管清晰可见;
C:B 型超声检查可见脉络膜脱离,其下致密点状回声

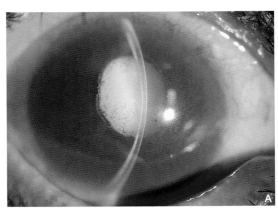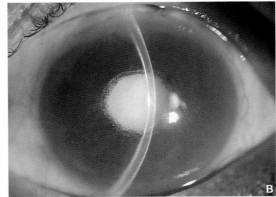

图 13-1-8 小梁切除术后长期无前房,并发性白内障

A、B:双眼角膜尚清,前房完全消失(浅Ⅲ级),瞳孔后粘连,晶状体全部混浊

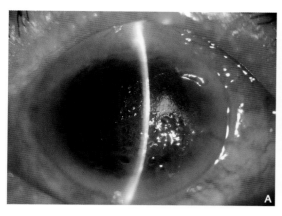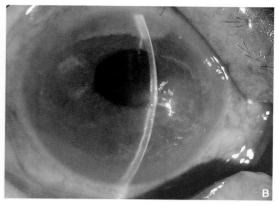

图 13-1-9 人工晶状体植入术后睫状环阻滞性青光眼,大泡性角膜病变

A、B:长期无前房、高眼压导致角膜失代偿,角膜水肿伴多发上皮水泡,部分已破裂

第二节 滤过泡相关的并发症

临床常用的滤过泡分型法为 Kronfeld 法,将滤过泡分 4 型:

Ⅰ 型(薄壁微囊型):滤过泡由薄壁小囊泡组成,表面无血管(图 13-2-1);

Ⅱ 型(弥散扁平型):滤过泡弥散隆起,有少量血管,泡壁无明显增厚或轻度增厚(图 13-2-2);

Ⅲ 型(瘢痕型):滤过区域完全瘢痕化,滤过泡消失(图 13-2-3);

Ⅳ 型(包裹型):滤过泡限局隆起,与周围结膜有一明确的界限,泡壁显著增厚。其滤过内口通畅,但房水不能充分弥散到结膜下组织(图 13-2-4)。

其中 Ⅰ 型和 Ⅱ 型为功能性滤过泡,Ⅱ 型更为理想;Ⅲ 型和 Ⅳ 型为非功能性滤过泡。

一、滤过泡形态异常

常见的滤过泡形态异常有悬垂型滤过泡、苍白薄壁滤过泡。

(一) 过强型滤过泡

一般在术后早期出现,滤过范围达到 180°甚至 360°范围,多合并低眼压(图 13-2-5)。

(二) 苍白薄壁滤过泡

此种滤过泡大多与使用抗代谢药物有关,表现为界限清楚、隆起、苍白无血管的菲薄滤过泡(图 13-2-6),可合并低眼压。由于缺乏血管,一旦破裂很难愈合,用荧光素钠染色,可见滤过泡表面缓慢的针尖样渗漏(图 13-2-7)。

(三) 悬垂型滤过泡

呈"薄壁微囊型",但范围越过角膜缘悬垂在上方角膜表面,甚至遮蔽部分瞳孔(图 13-2-8)。

二、滤过泡感染

小梁切除术后早期发生滤过泡感染并不多见,晚期滤过泡瘘是引起滤过泡感染的最常见原因,在滤过手术成功的患者中发生率约1%。苍白薄壁滤过泡因外伤、揉眼、甚至自发破裂,从而引起滤过泡炎。

【临床表现】患者往往在已发生感染,出现眼红、眼痛、分泌物增多、视力下降后才去就医。分轻、中、重三种情况:①轻度:仅滤过泡感染,未涉及前房及玻璃体。滤过泡变白,失去透明,滤过泡内见污浊液体,可从滤过泡中漏出。结膜重度充血。眼压一般不受影响;②中度:除上述体征外,可见前房细胞及房水闪辉阳性,前房可见积脓,但玻璃体正常(图13-2-9);③重度:除上述体征外,玻璃体受累,与眼内炎表现相同(图13-2-10)。

（孙　霞）

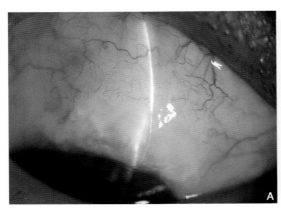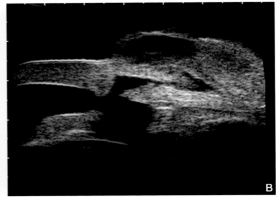

图13-2-1　Kronfeld Ⅰ型滤过泡(薄壁微囊型)
A:滤过泡由薄壁小囊泡组成,表面无血管,周边少许血管;
B:UBM显示滤过内口通畅,滤过通道清晰,滤过泡隆起呈薄壁囊泡状

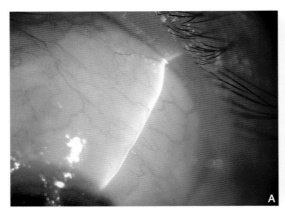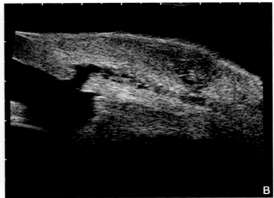

图13-2-2　Kronfeld Ⅱ型滤过泡(弥散扁平型)
A:滤过泡弥散,轻微隆起而无边界,表面有少量血管;
B:UBM显示滤过内口通畅,滤过通道清晰,滤过泡弥散隆起,呈均匀中低回声

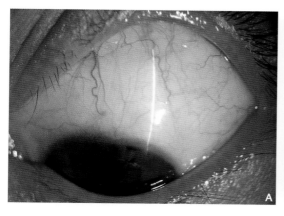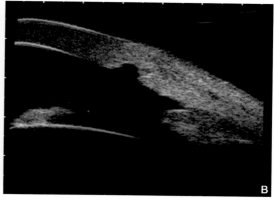

图 13-2-3 Kronfeld Ⅲ型滤过泡(瘢痕型)
A:滤过区域完全瘢痕化,滤过泡消失;
B:UBM 显示滤过内口存在,但巩膜瓣下的滤过通道完全闭合,未见隆起的滤过泡

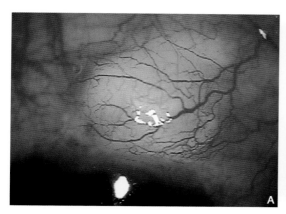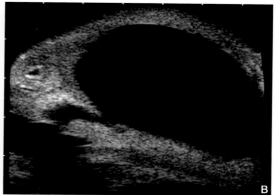

图 13-2-4 Kronfeld Ⅳ型滤过泡(包裹型)
A:滤过泡充血、隆起,与周围结膜有一明确的界限,泡壁显著增厚,又称"包裹型"滤过泡;
B:UBM 显示滤过内口、滤过通道通畅,滤过泡高度隆起,泡壁致密增厚,泡内低回声

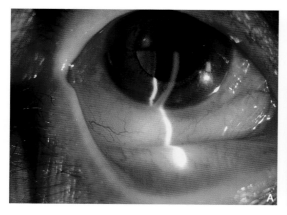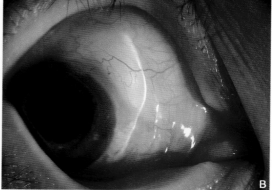

图 13-2-5 过强型滤过泡
A、B:滤过泡弥散,全周球结膜隆起

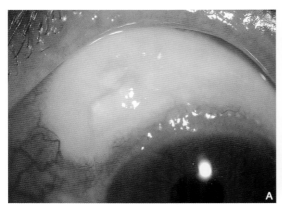
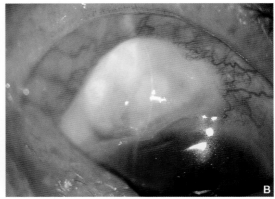

图 13-2-6　苍白型滤过泡

滤过泡界限清楚、隆起、苍白、缺乏血管,泡壁极薄,其下巩膜瓣清晰可见。A:以穹隆部为基底的滤过泡;
B:以角膜缘为基底的滤过泡

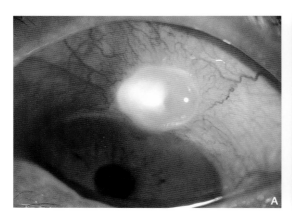
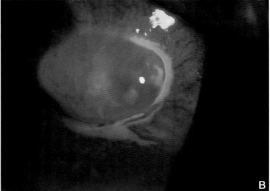

图 13-2-7　局限薄壁型滤过泡

A:滤过泡呈局限、透明隆起状,结膜极为菲薄;B:荧光素钠染色显示滤过泡表面缓慢的房水渗漏

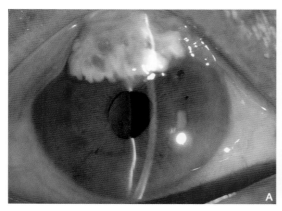
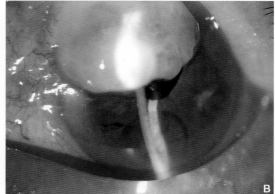

图 13-2-8　悬垂型滤过泡

A、B:滤过泡呈"薄壁微囊型",但范围越过角膜缘悬垂在上方角膜表面,甚至遮挡瞳孔

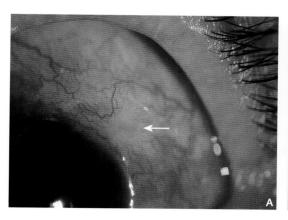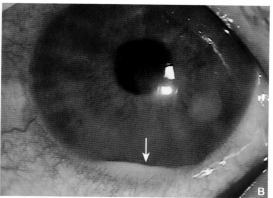

图 13-2-9　滤过泡感染

A:小梁切除术后 1 年。结膜充血显著,滤过泡消失,表面脓性分泌物覆盖(箭头处);

B:角膜混浊,瞳孔小,前房内黄白色积脓(箭头处)

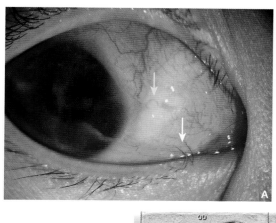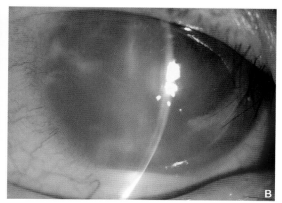

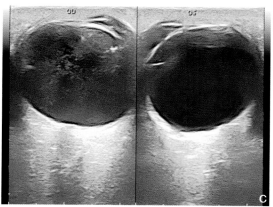

图 13-2-10　滤过泡感染致眼内炎

A:由于下睑 2 根倒睫(白色箭头)长期刺激导致滤过泡(黄色箭头)渗漏,结膜充血明显;

B:角膜水肿,前房内大量渗出,下方积脓;C:超声检查显示患眼玻璃体不均匀中、高回声,动度阳性

第三节   低眼压性黄斑病变

低眼压性黄斑病变可发生于青光眼滤过手术后的早期或晚期,多数是可逆的,但迁延不愈者对视功能影响较大。抗代谢药物应用于青光眼滤过手术后,低眼压性黄斑病变发生率有上升趋势。任何造成低眼压的因素均是导致低眼压性黄斑病变的危险因素,如长期滤过过强、隐匿的滤过泡渗漏(多见于苍白薄壁滤过泡)、过早拆除巩膜缝线等。年轻的高度近视患者术中过量使用抗代谢药物也是常见的危险因素。此外,在糖尿病视网膜病变、高龄人群中发生率也高于其他青光眼患者。

【临床表现】 低眼压状态持续6周以上,中心视力下降、视物变形。眼底表现为视盘水肿,视网膜血管迂曲充盈,后极部视网膜水肿,黄斑区视网膜皱褶,常伴随周边部的睫状体脉络膜脱离。低眼压状态越早得到纠正,视功能改善的可能性越大(图13-3-1～2)。

【诊断】 根据青光眼滤过手术史及典型的临床表现即可诊断。

(孙　霞)

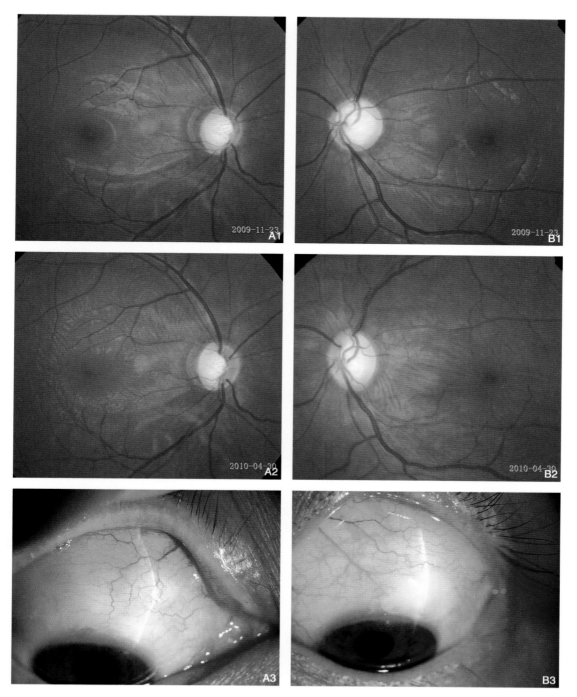

图 13-3-1　低眼压性黄斑病变

双眼青少年型青光眼,小梁切除术后 6 个月,左眼视力下降;眼压右眼 11mmHg,左眼 7mmHg。A1、B1:术前双眼眼底照相,视杯扩大及 RNFLD;A2:术后右眼视杯缩小,黄斑周围轻微视网膜皱褶形成;B2:术后左眼视盘变窄,视杯缩小,视盘周围水肿,黄斑区视网膜皱褶形成;A3、B3:右眼Ⅱ型(弥散扁平型)滤过泡,左眼Ⅰ型(薄壁微囊型)滤过泡

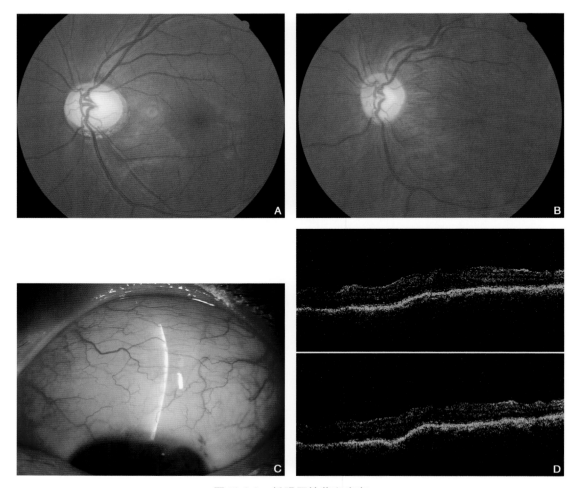

图 13-3-2　低眼压性黄斑病变

POAG 小梁切除术后 8 个月,眼压 6~7mmHg。

A:术前眼底照相,视杯扩大及 RNFLD;

B:术后视盘与视杯均缩小,视盘周围及黄斑区视网膜水肿、皱褶形成;

C:Ⅱ型(弥散扁平型)滤过泡;

D:OCT 检查显示黄斑区视网膜轻度水肿及皱褶(上图为经中心凹扫描,下图为经中心凹旁扫描)

第四节　青光眼引流物植入术并发症

　　为解决常规滤过手术失败的问题,Molteno 最早设计了房水引流植入物手术,期望在前房和结膜下通过一个引流装置,将房水引流至赤道部,在远离角巩膜缘瘢痕的区域获得一个新的滤过泡。在目前众多的引流植入物中,通常选择 Ahmed 青光眼引流阀(Ahmed glaucoma valve,AGV),它是一种带有瓣膜阀门的引流物(图 13-4-1)。作为一种特殊的滤过手术,青光眼引流物植入手术有其特有的并发症。

　　一、睫状体、脉络膜脱离

　　青光眼引流物植入手术一般用于治疗难治性青光眼,这类青光眼本身就存在发生睫状体、脉络膜脱离的危险因素。临床表现与小梁切除术后、青光眼白内障联合手术后发生的睫状体、脉络膜脱离基本相同（参见第十三章第一节），但脉络膜脱离较其他滤过手术更为多见，脱离严重时脉络膜高度隆起可出现"对吻"现象（图13-4-2）。如不及时处理，可导致长期无前房甚至角膜失代偿。

二、引流物暴露与眼内感染

结膜菲薄、引流管未用自体或异体巩膜覆盖可引起表面结膜破损，造成引流物暴露，引起局部炎症甚至眼内炎，表现为视力下降、严重充血、脓性分泌物、前房内出现渗出或积脓。（图13-4-3~6）

三、引流盘包裹

严重的组织增殖可在引流盘周围形成肥厚、致密的纤维囊，这种瘢痕组织的渗透能力极弱，终将导致眼压升高（图13-4-7）。

四、引流物移位

固定引流盘的缝线松脱或者严重瘢痕增殖均可引起引流物前移或后移。引流管前移严重者可跨越瞳孔，引流管后移可退出前房。

五、角膜失代偿

引流管位置或长度不当，直接损伤角膜内皮，可造成角膜内皮失代偿，对于本身已是角膜移植状态者更易发生（图13-4-8~9）。

六、复视及眼球运动障碍

术中选择的引流盘过大或引流盘植入于狭窄的象限可引起眼外肌功能障碍，导致术后复视、斜视和眼球运动受限（图13-4-10）。

（孙　霞）

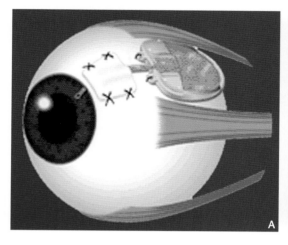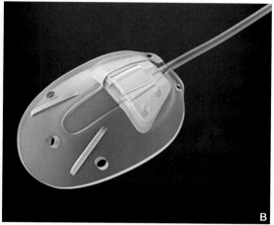

图13-4-1　青光眼引流物植入术

A:引流植入物将房水引流至赤道部;B: Ahmed 青光眼引流阀（AGV），由引流盘与引流管组成

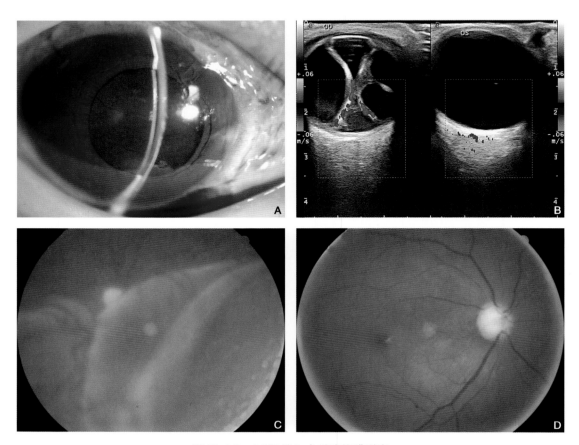

图 13-4-2　AGV 植入术后脉络膜脱离

A:前房浅Ⅱb级,2:00 处引流管紧贴角膜内皮,晶状体缺如,瞳孔区即可见隆起的视网膜及其血管;

B:彩色超声多普勒检查显示术眼脉络膜呈高度球形隆起并"对吻";

C:药物治疗 1 周后,仍可见下方、鼻侧、颞侧脉络膜高度隆起;

D:药物治疗 1 个月后,脉络膜下渗出液吸收。

﹡严重脉络膜脱离应与驱逐性脉络膜上腔出血鉴别,前者眼压较低,超声波检查脉络膜下为低回声;后者眼压升高,超声波检查脉络膜下为致密点状或团状回声(参见图 13-1-6 ~ 7)

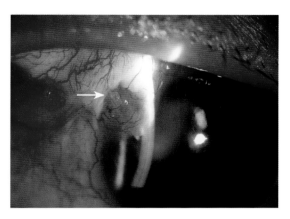

图 13-4-3 AGV 植入术后引流管暴露
引流管在角膜缘处暴露（箭头处）

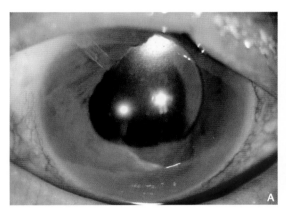

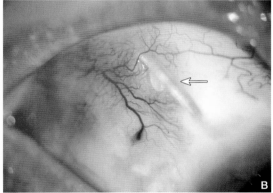

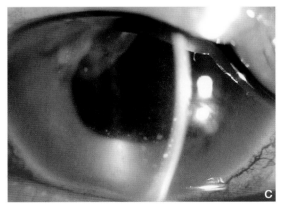

图 13-4-4 AGV 植入术后引流管暴露继发前葡萄膜炎
A：引流管口位于 10:00 方位，瞳孔区人工晶状体嵌顿；
B：引流管中段暴露（箭头处）；
C：大量灰白色 KP 沉积于角膜中下方

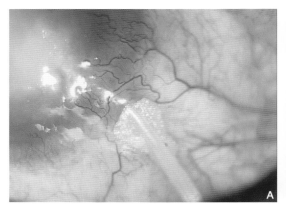
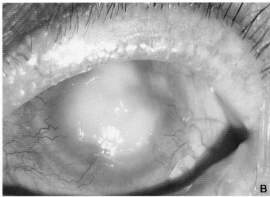

图 13-4-5 AGV 植入术后引流管暴露继发眼内炎
A：AGV 植入于颞下象限，角巩膜缘后 4:00 方位引流管暴露；
B：角膜水肿、混浊，周边前房消失，中央前房大量脓液

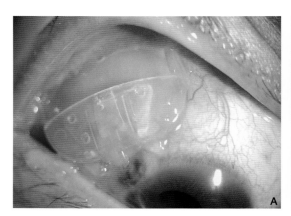
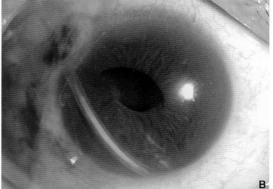

图 13-4-6 AGV 植入术后引流物移位并暴露
A：引流盘前移，几乎全部暴露，表面脓性分泌物；
B：引流管全部移位于前房，管腔内充满脓液，瞳孔后粘连

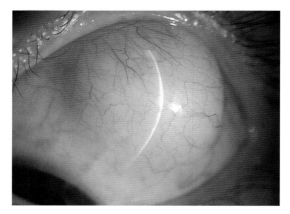

图 13-4-7 AGV 植入术后引流盘包裹
AGV 植入术后 1 年，引流盘周围形成一个壁厚、致密、隆起的纤维囊，眼压升高

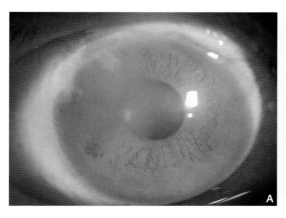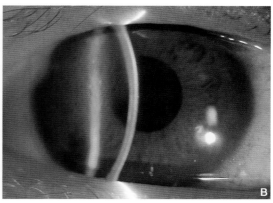

图 13-4-8　AGV 植入术后角膜失代偿

A:引流管口位于 10:00 方位,8:00~2:00 半侧角膜混浊伴上皮水泡,余角膜尚清亮;

B:引流管口位置靠前,直接损伤角膜内皮,上半部角膜基质混浊

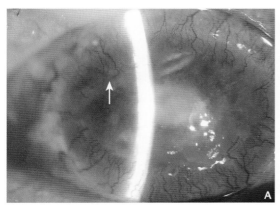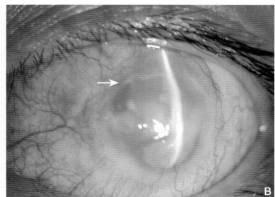

图 13-4-9　AGV 植入术后长期无前房,并发性白内障、角膜失代偿

A、B:角膜水肿增厚,上皮大泡样病变,血管翳长入,前房消失,眼内结构紊乱,晶状体混浊,引流管与角膜内皮相贴(箭头处)

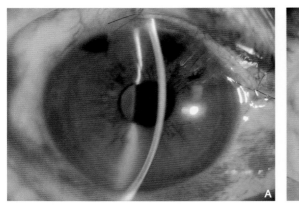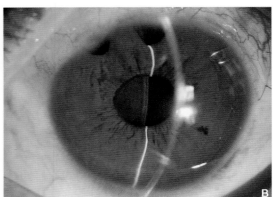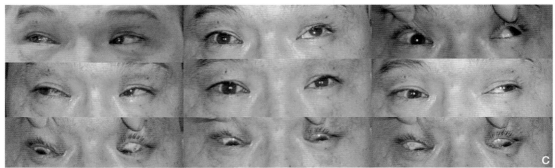

图 13-4-10　AGV 植入术后斜视

POAG 双眼分别经过两次小梁切除术,眼压失控后行双眼 AGV 植入术,术后逐渐出现复视。A、B:2:00方位可见引流管口;C:九眼位照相显示右眼上斜肌功能减弱,右眼内直肌功能轻度减弱,提示右眼 AGV 引起眼外肌功能障碍

第十四章 与青光眼相关的药物并发症

　　长期使用某些抗青光眼药物可引起眼表损伤、眼表及眼内慢性炎症,包括滤泡性结膜炎、药物性角膜炎、慢性前葡萄膜炎等。滤过泡针拨技术联合结膜下注射丝裂霉素 C(MMC)时应警惕发生眼前节毒性反应综合征的可能。

　　一、滤泡性结膜炎

　　常见于局部滴用肾上腺素能受体激动剂的患者,也可见于长期使用缩瞳剂、β受体阻滞剂、前列腺素衍生剂的患者(图 14-1～2)。

　　【临床表现】

　　1. 眼干涩、眼痒症状,无明显分泌物;

　　2. 睑、球结膜充血,可见较多结膜滤泡,以下穹隆部和下睑结膜为著;

　　3. 泪膜稳定性下降:泪膜破裂时间缩短;基础泪液分泌减少。

　　【诊断与鉴别诊断】 应与急性结膜炎相鉴别。药物性滤泡性结膜炎有长期局部滴用抗青光眼药物史,睑球结膜充血,大量滤泡,眼干,眼痒,但无分泌物。

　　二、眼表损伤

　　长期局部滴用抗青光眼药物如碳酸酐酶抑制剂、肾上腺素能受体激动剂、β 受体阻滞剂及前列腺素衍生剂等可引起角膜点状上皮剥脱、角膜炎等眼表损伤。最常见导致眼表损伤的原因是滴眼剂中的防腐剂如苯扎氯铵(图 14-3～4)。

　　【临床表现】

　　1. 畏光、流泪;

　　2. 结膜充血,角膜上皮点状剥脱或片状剥脱;严重者可出现树枝状角膜病变(假性树枝状角膜炎);

　　3. 角膜荧光素染色阳性。

　　【诊断】 根据局部长期滴用抗青光眼眼药史以及上述典型临床表现可以诊断。

　　三、慢性前葡萄膜炎

　　长期持续滴用毛果芸香碱滴眼液或其他缩瞳剂可引起慢性前葡萄膜炎。机制是药物破坏血-房水屏障,引起前葡萄膜充血,毛细血管通透性增加,形成纤维素性虹膜炎以及虹膜后粘连(图 14-5)。

　　【临床表现】

　　1. 前葡萄膜炎反应,虹膜纹理模糊;

2. 瞳孔缩小,瞳孔全周后粘连;

3. 对于有晶状体核硬化和后囊膜下混浊的白内障患者,可使白内障发展加重。

【诊断与鉴别诊断】 应与急性前葡萄膜炎相鉴别。鉴别要点:本病有长期滴用毛果芸香碱滴眼液用药史。而急性前葡萄膜炎可见睫状充血、尘状 KP、明显的前房闪辉、大量的前房细胞,可伴有纤维蛋白渗出、前房积脓、瞳孔缩小、虹膜后粘连等改变,起病急,视力可明显下降,有反复发作的特点。

四、眼前节毒性反应综合征

眼前节毒性反应综合征(toxic anterior segment syndrome, TASS)是一种少见的内眼手术后无菌性炎性反应,其发生与多种进入前房内的物质毒性作用有关。在这些与眼前节毒性反应综合征有关的物质中,有些属于不当进入,如细菌内毒素、器械表面的金属离子残渣、高压蒸气杂质、错误使用抗生素或麻醉药物等,有些可能是某种特发性排异反应,如某些人工晶状体引起者。少数眼前节毒性反应综合征的发生可导致严重后果(图 14-6~9)。

与青光眼滤过手术相关的眼前节毒性反应综合征最多见于术后对失败或濒临失败的滤过泡行针拨术并同时结膜下注射 MMC 时。MMC 从巩膜瓣下流入前房,可引起严重的眼前节毒性反应综合征,甚至最终导致角膜失代偿。

【临床表现】

1. 视力下降,伴有或无明显眼痛;

2. 角膜弥漫性水肿,角膜内皮计数进行性减少;

3. 前葡萄膜炎反应:睫状或混合充血,前房渗出增多但少见积脓,虹膜纹理模糊,很快发生瞳孔后粘连;

4. 白内障进行性发展;

5. 玻璃体一般不受累或仅有轻度的前玻璃体混浊;

6. 眼压:尽管滤过泡下注射了 MMC,但滤过泡瘢痕化进程往往无法逆转,眼压仍会升高;小梁网的毒性反应也会导致小梁网功能进一步下降。但前葡萄膜炎反应显著者可因睫状体低分泌状态呈现暂时性低眼压。

【诊断与鉴别诊断】 针拨滤过泡同时结膜下注射 MMC 后发生的显著前葡萄膜炎反应并伴有角膜水肿者应考虑到眼前节毒性反应综合征的可能,需与感染性眼内炎鉴别。后者常与滤过泡渗漏有关,荧光素钠染色能够发现渗漏点,周围结膜往往明显变薄,前房内出现浓厚的渗出甚至前房积脓,常波及玻璃体,房水或玻璃体培养可发现感染证据。

（王华　李建军）

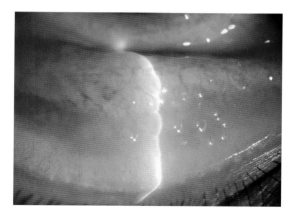

图 14-1　滤泡性结膜炎

使用酒石酸溴莫尼定 3 个月后,睑结膜滤泡增生

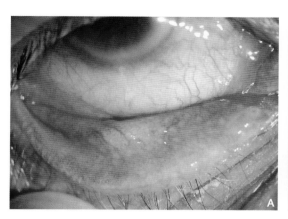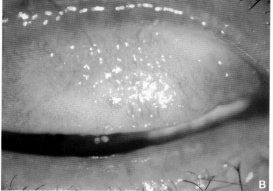

图 14-2　滤泡性结膜炎

A、B:使用多种降眼压药物 2 年,上、下睑结膜充血伴大量滤泡增生,球结膜充血

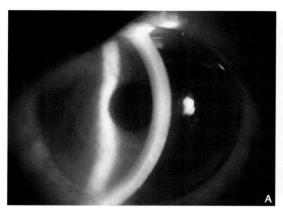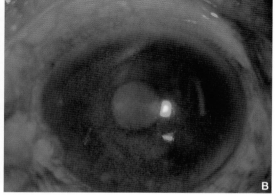

图 14-3　药物毒性角膜炎

A:使用两种降眼压药物 1 年,结膜充血,角膜上皮点状剥脱;

B:角膜荧光素染色显示角膜下方上皮层点状、片状着染

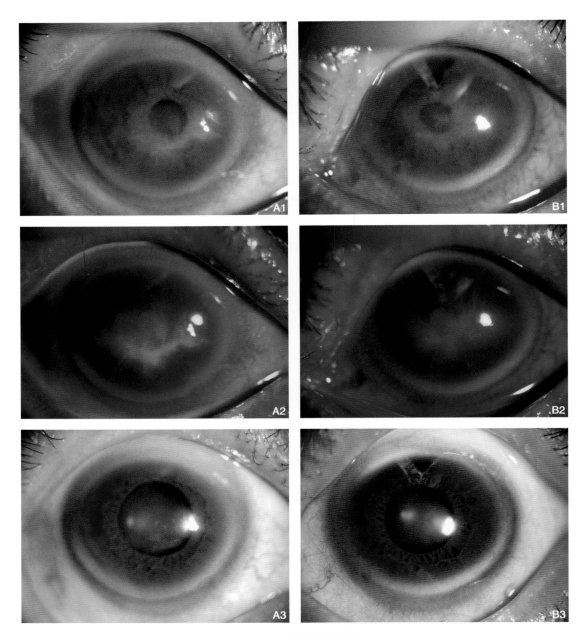

图 14-4   药物毒性角膜炎

双眼使用某种前列素类衍生物 5 年,双眼畏光、流泪 1 个月。

A1、B1:双眼睫状充血,角膜上皮及浅层浸润;

A2、B2:荧光素染色显示双眼角膜病变呈树枝状(假性树枝状角膜炎);

A3、B3:停用降眼压药物 1 月后,充血消退,右眼遗留角膜薄翳,左眼角膜上皮愈合。

﹡药物毒性角膜炎应与树枝状角膜炎鉴别,前者有抗青光眼药物使用史,后者角膜知觉减退(本例图片由梁庆丰医师提供)

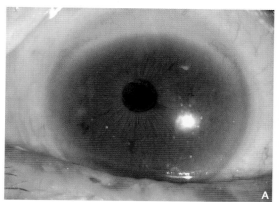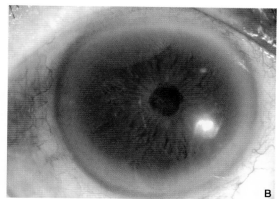

图 14-5　药物所致慢性前葡萄膜炎

A、B:双眼使用毛果芸香碱滴眼液 4 年,虹膜纹理不清,瞳孔小伴全周后粘连,晶状体棕色混浊;
B:左眼改用某种前列素类衍生物后 2 个月,虹膜颜色较右眼加深

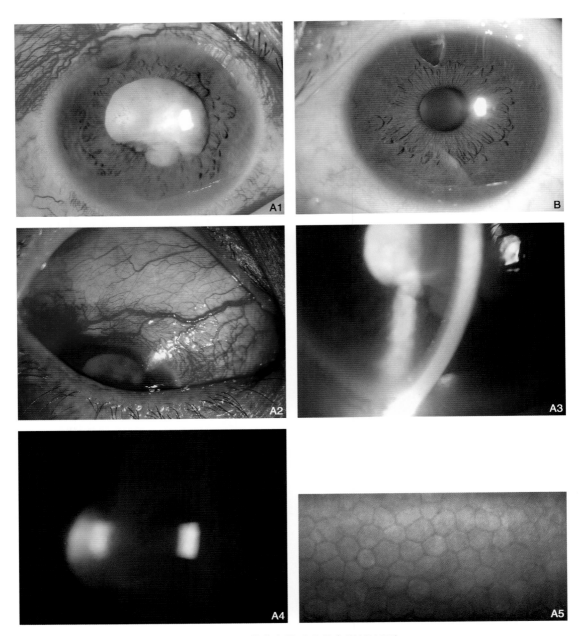

图 14-6 眼前节毒性反应综合征（TASS）

双眼 POAG 小梁切除术后,右眼因眼压失控 1 个月前行滤过泡针拨术,并同时结膜下注射 MMC。

A1：右眼结膜充血,角膜弥漫性水肿,虹膜纹理模糊,瞳孔后粘连,晶状体混浊;

A2：滤过泡消失,结膜血管粗大、迂曲;

A3：角膜下方灰白色 KP;

A4：房水闪辉阳性;

A5：角膜内皮细胞数目减少;

B：左眼角膜清,虹膜正常

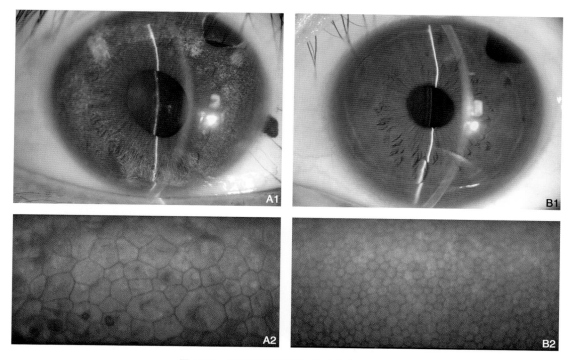

图 14-7　眼前节毒性反应综合征(TASS)

双眼 POAG 小梁切除术后,右眼因眼压失控 6 个月前行滤过泡针拨术,并同时结膜下注射 MMC。

A1:右眼角膜清亮,虹膜纹理不清伴弥漫脱色素,下方虹膜萎缩伴周边虹膜前粘连,晶状体前囊混浊;

A2:角膜内皮镜检查显示右眼内皮细胞数量显著减少,胞体增大;

B1:左眼前房、虹膜纹理正常;

B2:角膜内皮镜检查显示左眼内皮细胞数量与形态正常

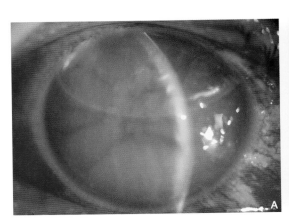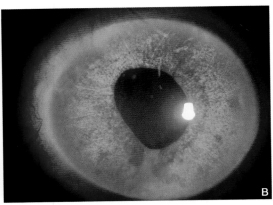

图 14-8　眼前节毒性反应综合征(TASS)

POAG 行小梁切除术,术中前房内使用卡巴胆碱缩瞳。

A:术后第 1 天,全角膜弥漫性水肿、增厚伴后弹力层皱褶,前房上方为空气泡;

B:TASS 发生后 1 年,角膜恢复清亮,虹膜纹理不清伴弥漫脱色素,瞳孔不圆,已行人工晶状体植入手术

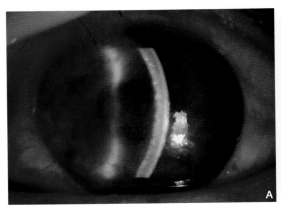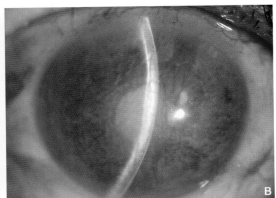

图 14-9　眼前节毒性反应综合征(TASS)

POAG 行小梁切除术,术中误用庆大霉素注射液恢复前房。

A:TASS 早期,角膜弥漫水肿、增厚伴有粗大的后弹力层皱褶,显著的前葡萄膜炎反应;

B:TASS 发生后 2 个月,角膜仍水肿,前房完全消失,虹膜萎缩显著,晶状体混浊